特效

经穴对症治疗

图解 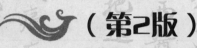（第2版）

幸小玲 周 新 编著

西安交通大学出版社
XI'AN JIAOTONG UNIVERSITY PRESS

内容提要

本书分为两篇,上篇主要介绍腧穴定位法及 100 余个常用腧穴的定位、操作及适应证;下篇主要介绍了 39 种常见病症的特效治疗腧穴。全书采用真人拍摄图片标示腧穴,为了让读者更直观地掌握腧穴,特制作了真人腧穴定位、操作演示 VCD。同时,书末附有临床要穴歌诀,易记易诵,朗朗上口。本书简明扼要、通俗易懂、图文并茂,注重实用性和科学性。本书可供临床中医师、中医院校学生及中医爱好者学习参考。

图书在版编目(CIP)数据

特效经穴对症治疗图解/幸小玲等编著. —2 版. —西安:西安交通大学出版社,2013.8
ISBN 978 - 7 - 5605 - 5426 - 6

Ⅰ.①特… Ⅱ.①幸… Ⅲ.①经穴-按摩疗法(中医)-图解
Ⅳ.①R244.1-64

中国版本图书馆 CIP 数据核字(2013)第 161944 号

书　　名	特效经穴对症治疗图解(第 2 版)	
编　　著	幸小玲　周　新	
责任编辑	郭泉泉　李　晶	
出版发行	西安交通大学出版社	
	(西安市兴庆南路 10 号　邮政编码 710049)	
网　　址	http://www.xjtupress.com	
电　　话	(029)82668357　82667874(发行中心)	
	(029)82668315　82669096(总编办)	
传　　真	(029)82668280	
印　　刷	陕西丰源印务有限公司	
开　　本	890mm×1240mm　A5　　印张 6.625　　字数 186 千字	
版次印次	2013 年 8 月第 2 版　　2013 年 8 月第 1 次印刷	
书　　号	ISBN 978 - 7 - 5605 - 5426 - 6/R·302	
定　　价	31.80 元(随书赠送 VCD 光盘)	

读者购书、书店添货、如发现印装质量问题,请与本社发行中心联系、调换。
订购热线:(029)82665248　(029)82665249
投稿热线:(029)82665546
读者信箱:xjtumpress@163.com

前　言

《黄帝内经》载:"经脉者,人之所以生,病之所以成,人之所以治,病之所以起",并有"决生死,处百病,调虚实,不可不通"的特点,故针灸"欲以微针通其经脉,调其血气,营其逆顺出入之会,令可传于后世"。 腧穴,俗称"穴位",是人体脏腑经络之气输注在体表的部位,是疾病的反应点,也是针灸、推拿和其他一些中医传统疗法施术的部位。

经络系统对人体的生命活动具有十分重要的作用。归纳起来,主要有以下几个方面:一是沟通表里上下,联络脏腑器官;二是通行全身气血,濡养脏腑组织;三是感应传导作用;四是调节功能平衡。

人体某条经络出现疾病,往往通过某个腧穴的异常表现反应出来,这种异常可以表现为局部的疼痛、麻胀、条索状异物及压痛点等形式。使用针灸、推拿、气功等治疗方法,在相关腧穴上施以一定的刺激量,即可激发和增强经络的自动调节和控制功能,纠正气血阴阳的失调状态,从而调节整个经络系统的生理功能,这便是使用腧穴治病的原理。

正是因为如此,临床治疗及日常保健中准确了解腧穴、合理配穴施治尤为重要。换句话说,掌握腧穴是进行针灸治疗、推拿治疗及使用腧穴自我保健的第一步。腧穴就好像药物一样,只有掌握好,才能有的放矢地发挥它的奇特作用。为了让读者轻松掌握最常用的腧穴,为自己和他人的健康服务，我们组织了临床一线专家精选了百余个在日常防病治病中使用频率较高的腧穴介绍给大家。

本书分为两篇，上篇主要介绍腧穴定位法及 100 余个常用腧穴的定位、操作及适应证；下篇主要介绍了 39 种常见病症的特效治疗腧穴。全书采用真人拍摄图片标示腧穴，为了让读者更直观地掌握腧穴，特制作了真人腧穴定位、操作演示 VCD。同时，书末附有临床要穴歌诀，易记易诵，朗朗上口。本书简明扼要、通俗易懂、图文并茂，注重实用性和科学性。本书可供临床中医师、中医院校学生及中医爱好者学习参考。

希望本书对大家保持健康有一定帮助。疏漏及不足之处，恳请指正。

编者

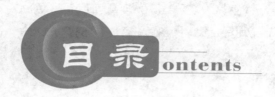

目录 ontents

上篇 经络百穴图解

第一章 腧穴定位法

第二章 常用腧穴

下 篇 对症治疗图解

第三章　痛证治疗要穴图解

第四章　常见病症治疗要穴图解

第六章　女性问题治疗要穴图解

上篇

SHANGPIAN

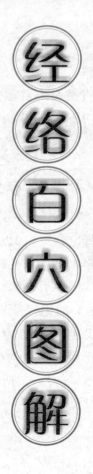

经络百穴图解

第一章 腧穴定位法

腧穴定位正确与否，直接影响着治疗效果。临床上，常用的腧穴定位法可分为骨度分寸法、指寸法、体表标志法、简易取穴法四种。

一、骨度分寸法

骨度分寸法，古称"骨度法"，即以体表骨节为主要标志折量周身各部的长度和宽度，定出分寸，并以此作为定穴标准的方法。此法最早见于《黄帝内经·灵枢·骨度》。现代常用的骨度分寸法是根据《黄帝内经·灵枢·骨度》的记载，并在长期医疗实践中经过修改和补充而来，依此比例以体表骨节为主要标志折合全身各部的长度和宽度。常用的人体正面（图1）、背面（图2）、侧面（图3）骨度分寸见下表。

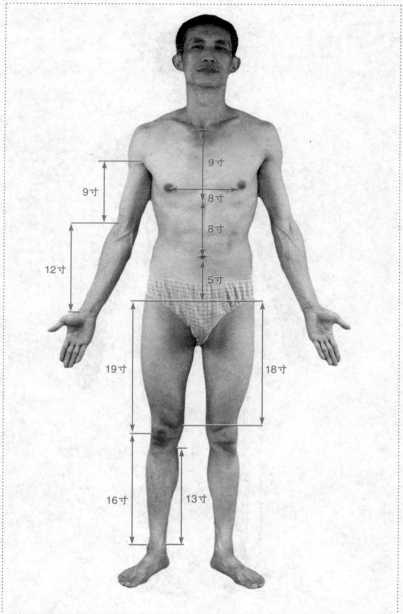

图1　骨度分寸(正面)

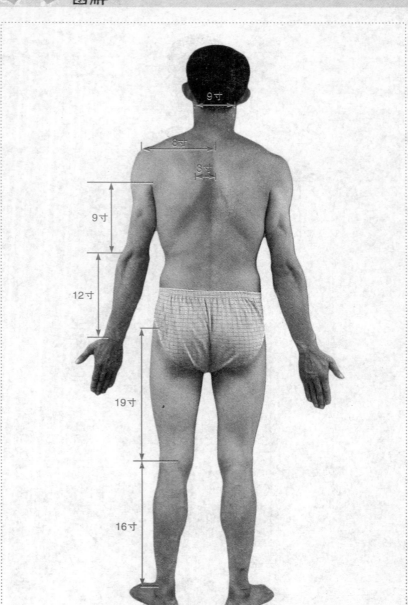

图 2 骨度分寸(背面)

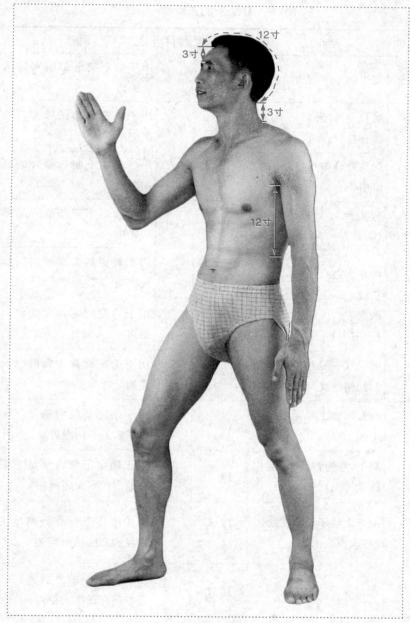

图3　骨度分寸(侧面)

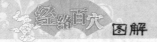 图解

骨度分寸(正面)

部位	起止点	折量	度量	说明
头面	前两额发角(头维)之间	9寸	横寸	用于确定头前部腧穴的横向距离
胸腹	胸骨上窝(天突)至胸剑联合点(歧骨)	9寸	直寸	用于确定胸部任脉腧穴的纵向距离
	胸剑联合中点(歧骨)至脐中	8寸	直寸	用于确定上腹部腧穴的纵向距离
	脐中至耻骨联合上缘(曲骨)	5寸	直寸	用于确定下腹部腧穴的纵向距离
	两乳头之间	8寸	横寸	用于确定胸腹部腧穴的横向距离
上肢	腋前、后纹头至肘横纹(平肘尖)	9寸	直寸	用于确定臂部腧穴的纵向距离
	肘横纹(平肘尖)至腕掌(背)侧横纹	12寸	直寸	用于确定前臂腧穴的纵向距离
下肢	耻骨联合上缘至股骨内上髁上缘	18寸	直寸	用于确定下肢内侧足三阴经腧穴的纵向距离
	胫骨内侧髁下方至内踝尖	13寸	直寸	用于确定下肢内侧足三阴经腧穴的纵向距离
	股骨大转子至腘横纹(臀沟至腘横纹)	19寸(14寸)	直寸	用于确定下肢外后侧足三阳经腧穴的纵向距离
	腘横纹至外踝尖	16寸	直寸	用于确定下肢外后侧足三阳经腧穴的纵向距离

骨度分寸(背面)

部位	起止点	折量	度量	说明
头面	耳后两乳突(完骨)之间	9寸	横寸	用于确定头后部腧穴的横向距离
背腰	肩胛骨内缘至后正中线	3寸	横寸	用于确定背腰部腧穴的横向距离
	肩峰缘至后正中线	8寸	横寸	用于确定肩背部腧穴的横向距离
上肢	腋前、后纹头至肘横纹(平肘尖)	9寸	直寸	用于确定臂部腧穴的纵向距离
	肘横纹(平肘尖)至腕掌(背)侧横纹	12寸	直寸	用于确定前臂腧穴的纵向距离
下肢	股骨大转子至腘横纹(臀沟至腘横纹)	19寸(14寸)	直寸	用于确定下肢外后侧足三阳经腧穴的纵向距离
	腘横纹至外踝尖	16寸	直寸	用于确定下肢外后侧足三阳经腧穴的纵向距离

骨度分寸(侧面)

部位	起止点	折量	度量	说明
头面	前发际正中至后发际正中	12寸	直寸	用于确定头部腧穴的纵向距离
	眉间(印堂)至前发际正中	3寸	直寸	用于确定前发际及头部腧穴的纵向距离
	第7颈椎棘突下(大椎)至后发际正中	3寸	直寸	用于确定后发际及头部腧穴的纵向距离
	眉间(印堂)至后发际正中至第7颈椎棘突下(大椎)	18寸	直寸	用于确定头部腧穴的纵向距离
胁下	腋窝顶点至第11肋游离端下方(章门)	12寸	直寸	用于确定胁肋部腧穴的纵向距离

二、指寸法

指寸法，是用手指某局部之长度代表身体局部之长度而选取腧穴的方法，又称手指比量法。由于生长相关律的缘故，人类机体的各个局部间是相互关联而生长发育的。因此人的手指与身体其他部位在生长发育过程中，在大小、长度上有相对的比例。这样选定手指的一部分来作长度单位，量取自身其他部位的长度是合理可行的，故这种方法又称同身寸法。由于选取的手指不同，节段亦不同，因此，手指比量法可分为以下三类。

1 横指同身寸法

横指同身寸法，又称一夫法，即将示指、中指、环指、小指并拢，以中指中节横纹处为准，量取四指之横向长度，定为3寸。此法多用于在腹部、背部及下肢部取穴。图4

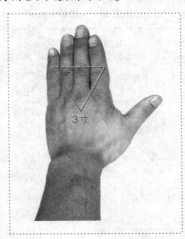

图4　横指同身寸法

2　拇指同身寸法

拇指同身寸法，即将拇指伸直，横置于所取部位之上下，以拇指指间关节的横向长度为1寸，来量取腧穴。此法常用于四肢部直寸的量取。图5

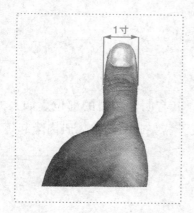

图5　拇指同身寸法

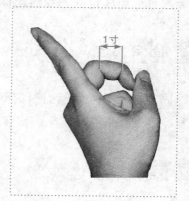

图6　中指同身寸法

3　中指同身寸法

中指同身寸法，即将中指屈曲，以中指指端抵在拇指指腹，形成一环状，将示指伸直，显露出中指的桡侧面，取其中节上下两横纹头之间的长度为1寸。这种方法较适合于在四肢及脊背横量取穴。图6

手指比量法在应用时较为便利，但取穴的准确性稍差。因此，该法必须在骨度分寸规定的基础上加以运用，作为骨度分寸法的补充，不可以手指比量法量取全身各部，否则会导致长短失度。

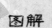
三、体表标志法

以人体表面特征部位作为标志，用来选取腧穴的方法，称为体表标志法。此法起源古远，最初定名的腧穴大多依据此法选取。体表标志可分为固定标志和活动标志两类。

1 固定标志

固定标志是人体表面固定不移，又有明显特征的部位。如人的五官、毛发、爪甲、乳头、脐窝以及骨骼突起的凹陷、肌肉隆起等。

2 活动标志

活动标志是人体某局部活动后出现的隆起、凹陷、孔隙、皱纹等。它是通过肌肉筋腱的伸缩、关节的屈伸旋转及活动后皮肤皱起的纹理等形成的标志。如张口时面部出现的凹陷是耳门、听宫、听会取穴的标志；屈肘时肘部出现的横纹是曲池取穴的标志；将拇指翘起，拇长伸肌腱、短伸肌腱之间的凹陷是阳溪取穴的标志，等等。

常用解剖标志的体表定位如下：

第2肋：平胸骨角水平，锁骨下可触及的肋骨即为第2肋。

第4肋间隙：男性乳头平第4肋间隙。

第7颈椎棘突：颈后隆起最高点，且能随头旋转而转动部位即为第7颈椎棘突。

第2胸椎棘突：直立，两手下垂时，两肩胛骨上角连线与后正中线的交点即为第2胸椎棘突。

第3胸椎棘突：直立，两手下垂时，两肩胛冈内侧端连线与后正中线的交点即为第3胸椎棘突。

第7胸椎棘突：直立，两手下垂时，两肩胛骨下角的连线与后正中线的交点即为第7胸椎棘突。

第12胸椎棘突：直立，两手下垂时，横平两肩胛骨下角与两髂棘最高点连线的中点（第7胸椎棘突与第4腰椎棘突连线的中点）即为第12胸椎棘突。

第4腰椎棘突：两髂棘最高点连线与后正中线的交点即为第4腰椎棘突。

骶管裂孔：尾骨上方左右两骶角连线与后正中线的交点即为骶管裂孔。

肘横纹：该横纹与肱骨内上髁、外上髁连线相平。

腕掌侧远端横纹：该横纹与豌豆骨上缘、桡骨茎突尖下连线相平。

四、简易取穴法

简易取穴法，是总结历代医家在临床实践中所积累的经验而形成的简便易行的取穴方法。这种方法多用于较为主要的腧穴取穴上。如左右两手之虎口交叉，一手示指压在另一手腕后高骨之正上方，示指尖到达的小凹陷处即为列缺；半握拳，中指的指尖切压在掌心的第1节横纹处即为劳宫；两手臂自然下垂，于股外侧中指尖到达处即为风市；垂肩屈肘，肘尖到达躯体侧面的位置即为章门；两耳角直上连线中点即为百会等。简易取穴法虽不十分精确，但由于腧穴并非只有针尖大小，所以完全能够以此寻找到较强的感应处，在临床取穴上是实用的。

第二章 常用腧穴

一、手太阴肺经腧穴

　　本经腧穴分布在胸部外上方、上肢内侧面前缘和手掌及拇指的桡侧，起于中府，止于少商，左右各 11 个腧穴。均有宣肺解表，止咳平喘的作用，治疗以肺系病症为主，如：咳嗽、气喘、咳血等。

1 尺泽（LU 5）

【定位】

　　在肘横纹中,肱二头肌腱桡侧凹陷处。图 7

【操作】

　　用拇指按压腧穴 2 分钟，然后按揉 20 次。

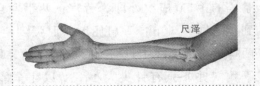

图 7　尺泽

【主治】

　　感冒、咽喉肿痛、咳嗽、哮喘、咳血、胸膜炎、乳腺炎、肘关节劳损、吐泻、小儿惊风。

2 孔最 （LU 6）

【定位】

在前臂掌面桡侧，当尺泽与太渊连线上，腕横纹上 7 寸。图 8

【操作】

用拇指按压腧穴 2 分钟，然后按揉 20~30 次。

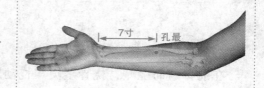

图 8　孔最

【主治】

感冒、咽喉痛、咳嗽、气喘、便秘、痔疮。

3 列缺 （LU 7）

【定位】

在前臂桡侧缘，桡骨茎突上方，腕横纹上 1.5 寸，当肱桡肌与拇长展肌腱之间。图 9

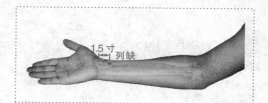

图 9　列缺

【简易取穴】

以两手虎口相交，一手示指压在另一手桡骨茎突上，示指尖所指凹陷处为取穴部位。

【操作】

用拇指按压腧穴 2 分钟，然后按揉 20~30 次。

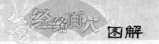

【主治】

头痛、项强、三叉神经痛、面神经炎、咽喉肿痛、扁桃体炎、荨麻疹、脑卒中后遗症。

4 经渠 (LU 8)

【定位】

在前臂掌面桡侧，桡骨茎突与桡动脉之间凹陷处，腕横纹上1寸。图10

【操作】

用拇指按压腧穴2分钟，然后按揉20~30次。

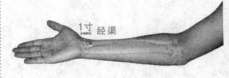

图10 经渠

【主治】

咽喉肿痛、咳嗽、哮喘、食管痉挛、膈肌痉挛、桡神经痛或麻痹、掌中热。

5 太渊 (LU 9)

【定位】

在腕掌侧横纹桡侧桡动脉搏动处。图11

【操作】

用拇指由轻到重按压腧穴2分钟，然后轻揉20~30次。

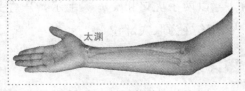

图11 太渊

【主治】

咳嗽、哮喘、咳血、胸满、心悸、百日咳、肺炎、肋间神经痛、噫气、手腕痛。

6 鱼际 (LU 10)

【定位】

在手拇指本节（第 1 掌指关节）后凹陷处，约当第 1 掌骨中点桡侧，赤白肉际处。图 12

【操作】

用拇指按压腧穴 2 分钟，然后轻揉 20~30 次。

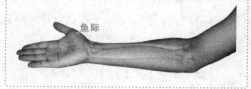

图 12　鱼际

【主治】

感冒、咳嗽、哮喘、咳血、咽喉肿痛、失声、肺炎、乳腺炎、神经官能症、掌心热。

7 少商 (LU 11)

【定位】

在手拇指末节桡侧，距指甲角0.1 寸（指寸）。图 13

【操作】

用拇指甲掐腧穴2 分钟，然后轻揉 20~30 次。

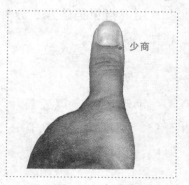

图 13　少商

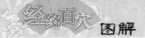

【主治】

急性咽喉炎、急性扁桃体炎、鼻出血、咳嗽、哮喘、中暑、脑卒中、癔症、惊风、虚脱、休克、精神病、小儿惊风。

二、手阳明大肠经腧穴

本经腧穴分布在示指桡侧、上肢外侧面前缘及颈面部，起于商阳，止于迎香，左右各 20 个腧穴。均有清泻邪热，通利脏腑之功能，主治头面部病症、胃肠病症、神志病、皮肤病、发热病等。

1 商阳 （LI 1）

【定位】

在示指末节桡侧，距指甲角 0.1 寸（指寸）。图 14

【操作】

用拇指甲掐腧穴 2 分钟，然后轻揉 20~30 次。

【主治】

咽喉肿痛、口腔炎、牙周炎、牙痛、腮腺炎、高热昏迷、耳聋、耳鸣。

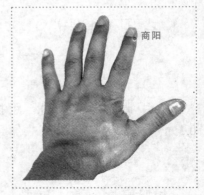

图 14 商阳

2　合谷（LI 4）

【定位】

在手背，第 1、2 掌骨间，当第 2 掌骨桡侧的中点处。图 15

【简易取穴】

以一手的拇指掌面指关节横纹，放在另一手的拇、示指的指蹼缘上，屈指，当拇指尖尽处为取穴部位。图 16

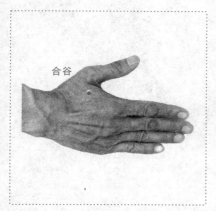

图 15　合谷

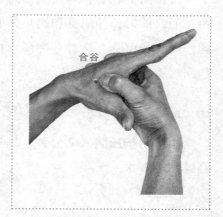

图 16　合谷简易取穴

【操作】

用拇指按压腧穴 2 分钟，然后轻揉 20~30 次。

【主治】

外感发热、角膜炎、鼻炎、鼻窦炎、牙周炎、口腔炎、扁桃体炎、咽喉炎、面神经炎、三叉神经痛、上肢关节痛、半身不遂、晕动病、皮肤病、腹痛等。

3 阳溪（LI 5）

【定位】

在腕背横纹桡侧，手拇指向上翘起时，当拇短伸肌腱和拇长伸肌腱之间的凹陷中。图 17

【简易取穴】

拇指向上翘起，腕横纹前露出两条筋，即拇长伸肌腱和拇短伸肌腱，两筋与腕骨、桡骨茎突所形成的凹陷为取穴部位。

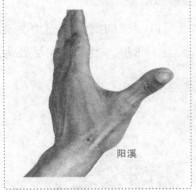

阳溪

图 17 阳溪

【操作】

用拇指按压腧穴 2 分钟，然后轻揉 20~30 次。

【主治】

头痛、牙痛、耳聋、耳鸣、咽喉肿痛、面神经炎、腕关节炎、腱鞘炎、癫痫等。

4 偏历（LI 6）

【定位】

屈肘，在前臂背面桡侧，当阳溪与曲池连线上，腕横纹上 3 寸。图 18

【简易取穴】

患者两手虎口垂直交叉，当中指端所指处有一凹陷，该处为取穴部位。

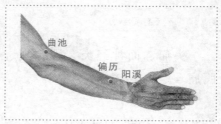

图 18 偏历

【操作】

用拇指按压腧穴 2 分钟，然后轻揉 20~30 次。

【主治】

鼻出血、耳聋、耳鸣、咽喉肿痛、面神经炎、面肌痉挛、手臂酸痛。

5 温溜（LI 7）

【定位】

屈肘，在前臂背面桡侧，当阳溪与曲池连线上，腕横纹上 5 寸。图 19

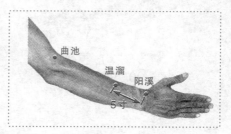

【简易取穴】

阳溪与曲池的连线中点下 1寸处为取穴部位。

图 19 温溜

【操作】

用拇指按压腧穴 2 分钟，然后轻揉 20~30 次。

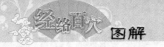

【主治】

头痛、面神经炎、腮腺炎、口腔炎、咽喉肿痛、肩背酸痛、腹痛。

6 手三里（LI 10）

【定位】

在前臂背面桡侧，当阳溪与曲池连线上，肘横纹下 2 寸。图20

【简易取穴】

桡侧肘横纹头下 2 横指，阳溪与曲池的连线上为取穴部位。图 21

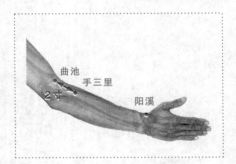

图 20　手三里

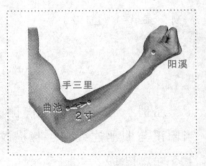

图 21　手三里简易取穴

【操作】

用拇指按压腧穴 2 分钟，然后顺时针按揉 20~30 次。

【主治】

感冒、面神经炎、肘关节炎、乳腺炎、手臂肿痛、肠炎、高血压等。

7 曲池（LI 11）

【定位】

在肘横纹外侧端，屈肘时，当尺泽与肱骨外上髁连线中点。图 22

【简易取穴】

仰掌屈肘成 45°，肘关节桡侧，肘横纹头处为取穴部位。

【操作】

用拇指由轻到重按压腧穴 2 分钟，然后按揉 20~30 次。

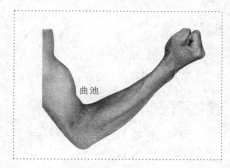

图 22　曲池

【主治】

咽喉痛、咳嗽、气喘、腹痛、腹泻、牙痛、头痛、眩晕、高血压、手臂无力、月经不调等。

8 肩髃（LI 15）

【定位】

在肩部，三角肌上，臂外展或向前平伸时，在肩峰前下方凹陷处。图 23

【操作】

用拇指按压腧穴 2 分钟，然后顺时针按揉 20~30 次。

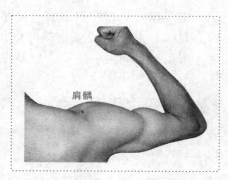

图 23　肩髃

【主治】

肩臂痛、颈项强痛、肩周炎、偏瘫。

9 迎香 (LI 20)

【定位】

在鼻翼外缘中点旁开 0.5 寸，鼻唇沟中。图 24

【操作】

用中指按压腧穴 2 分钟，然后轻揉 20~30 次。

【主治】

鼻塞、流鼻涕、鼻窦炎、面神经炎、胆道蛔虫症。

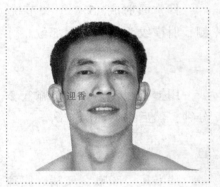

图 24 迎香

三、足阳明胃经腧穴

本经腧穴分布在头面部、颈部、胸腹部第 2 侧线、下肢外侧前缘、足部，起于承泣，止于厉兑，左右各 45 个腧穴。主治胃肠病症、头面五官病症、热病、神志病等。

1 承泣 (ST 1)

【定位】

在面部，瞳孔直下，当眼球与眶下缘之间。图 25

【操作】

用示指按压腧穴 2 分钟。

【主治】

泪囊炎、屈光不正、夜盲、青光眼、视神经萎缩、白内障、口眼㖞斜。

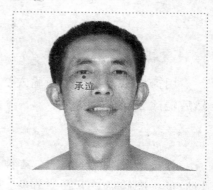

图 25　承泣

2　地仓（ST 4）

【定位】

在面部，口角外侧，上直对瞳孔。图 26

【操作】

用中指按压腧穴 2 分钟，然后轻揉 20~30 次。

【主治】

流涎、面肌痉挛、牙痛、三叉神经痛。

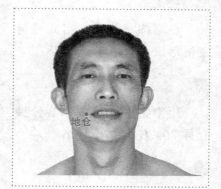

图 26　地仓

3　颊车（ST 6）

【定位】

在面颊部，下颌角上方约 1 横指（中指），按之凹陷处。

图 27

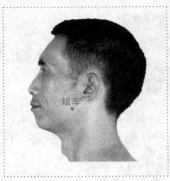

图 27　颊车

【操作】

用拇指由轻到重按压腧穴 2 分钟，然后轻揉 20~30 次。

【主治】

牙痛、面神经炎、三叉神经痛、口腔炎、腮腺炎、下颌关节炎、失声。

4　下关（ST 7）

【定位】

在面部耳前方，当颧弓与下颌切迹所形成的凹陷中。图 28

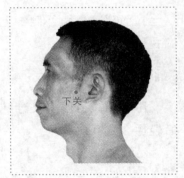

图 28　下关

【操作】

用中指按压腧穴 1~2 分钟，然后轻揉 20~30 次。

【主治】

牙痛、面神经炎、三叉神经痛、耳痛、耳鸣、耳聋、下颌关节功能紊乱、口眼㖞斜、眩晕。

5　头维（ST 8）

【定位】

在头侧部，当额角发际上 0.5 寸，头正中线旁开 4.5 寸。图 29

【简易取穴】

耳前鬓角前缘向上直线与前发际正中向上 0.5 寸的横线交点处为取穴部位。

【操作】

用拇指按压腧穴 1~2 分钟，然后轻揉 20~30 次。

【主治】

头痛、头晕、三叉神经痛、晕动病、视物不清、面神经炎。

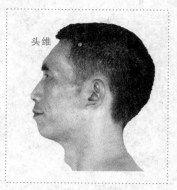

图 29　头维

6　梁门 (ST 21)

【定位】

在上腹部，当脐中上 4 寸，距前正中线 2 寸。图 30

【简易取穴】

平脐与胸剑联合连线之中点，前正中线旁开 2 寸为取穴部位。

【操作】

用中指按压腧穴 2~3 分钟，然后用掌根按揉 20~30 次。

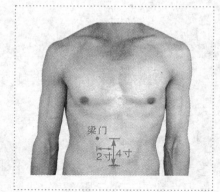

图 30　梁门

【主治】

胃痛、呕吐、食欲缺乏、腹胀、腹泻。

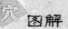

7 天枢 (ST 25)

【定位】

在腹中部，平脐，距脐中 2
寸。图 31

【操作】

用中指按压腧穴 2~3 分钟，
然后按揉 20~30 次，再用掌根推
揉至耻骨，反复 20 次。

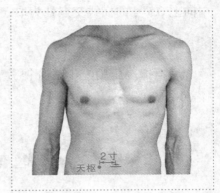

图 31　天枢

【主治】

腹痛、腹泻、消化不良、便秘、阑尾炎、肠麻痹、月经不调、
痛经。

8 伏兔 (ST 32)

【定位】

在大腿前面，当髂前上棘与髌底外侧端的连线上，髌底上 6
寸。图 32

【简易取穴】

以掌后横纹正中部位按在髌骨上缘，手指并拢压在大腿上，中
指尖点到处取穴。图 33

【操作】

用拇指按压腧穴 2~3 分钟，然后轻揉 20~30 次。

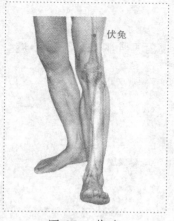

图 32　伏兔

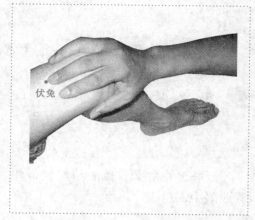

图 33　伏兔简易取穴

【主治】

腰腿痛、下肢麻木、瘫痪、腹胀、荨麻疹。

9 梁丘（ST 34）

【定位】

屈膝，在大腿前面，当髂前上棘与髌底外侧端的连线上，髌底上 3 寸。图 34

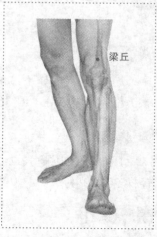

梁丘

【简易取穴】

下肢用力蹬直时，髌骨外上缘上方可见一凹陷，此凹陷正中处为取穴部位。

【操作】

用拇指按压腧穴 2~3 分钟，然后轻揉 20~30 次。

图 34　梁丘

【主治】

腿、膝风湿痹痛，膝关节痛、胃痛、腹泻、乳腺炎、下肢不遂。

10 犊鼻 (ST 35)

【定位】

屈膝，在膝部，髌骨与髌韧带外侧凹陷中。图 35

【操作】

用拇指按压腧穴 2~3 分钟，然后顺时针按揉 20~30 次。

【主治】

膝痛、腰痛、肘关节痛。

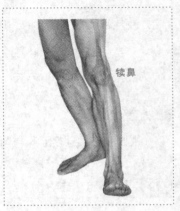

图 35　犊鼻

11 足三里 (ST 36)

【定位】

屈膝，当犊鼻下 3 寸，距胫骨前缘 1 横指（中指）。图 36

【操作】

用拇指按压腧穴 2~3 分钟，然后轻揉 20~30 次。

【主治】

胃痛、腹胀、腹泻、呕吐、便

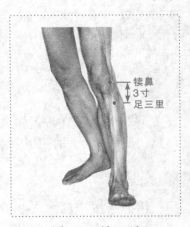

图 36　足三里

秘、消化不良、头晕、耳鸣、失眠、高血压、月经不调、痛经、不孕、乳腺炎。

12 上巨虚 (ST 37)

【定位】

在小腿前外侧，当犊鼻下 6 寸，距胫骨前缘 1 横指（中指）。图 37

【操作】

用拇指按压腧穴 2~3 分钟，然后轻揉 20~30 次。

【主治】

腹痛、腹胀、腹泻、便秘、阑尾炎、下肢瘫痪。

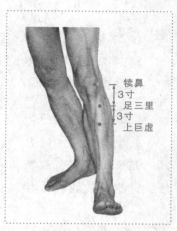

图 37　上巨虚

13 下巨虚 (ST 39)

【定位】

在小腿前外侧，当犊鼻下 9 寸，距胫骨前缘 1 横指（中指）。图 38

【操作】

用拇指按压腧穴 2~3 分钟，然后轻揉 20~30 次。

【主治】

腹泻、小腹部疼痛、下肢瘫痪。

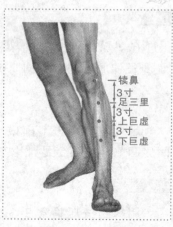

图 38　下巨虚

14 丰隆 (ST 40)

❀【定位】

在小腿前外侧，当外踝尖上 8 寸，距胫骨前缘 2 横指（中指）。图 39

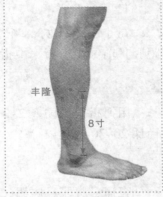

❀【操作】

用拇指按压腧穴 2~3 分钟，然后轻揉 20~30 次。

❀【主治】

咳嗽、哮喘、痰多、咽喉肿痛、头痛、眩晕、癔症、癫痫、精神病、下肢瘫痪，小腿酸痛、麻木。

图 39　丰隆

15 解溪 (ST 41)

❀【定位】

在足背、小腿交界处横纹中央凹中，当踇长伸肌腱与趾长伸肌腱之间。图 40

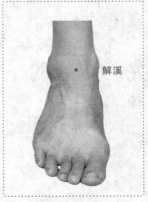

❀【简易取穴】

足背屈，踝关节前横纹中两条大筋之间的凹陷，当第 2 足趾正对处为取穴部位。

❀【操作】

用拇指按压腧穴 2~3 分钟，然后轻揉 20~30 次。

图 40　解溪

【主治】

头痛、面肿、腹胀、腹痛、便秘、踝关节肿痛、足下垂、下肢瘫痪。

16　内庭 （ST 44）

【定位】

在足背，第 2、3 趾间，趾蹼缘后方赤白肉际处。图 41

【操作】

用拇指掐腧穴 2~3 分钟，然后用拇指由下向上搓 20~30 次，再用拇指轻揉 20~30 次。

【主治】

胃痛、腹胀、腹泻、便秘、牙痛、面神经炎、咽喉肿痛、足背肿痛。

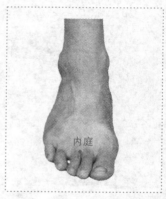

内庭

图 41　内庭

四、足太阴脾经腧穴

本经腧穴分布在足内侧、内踝、下肢内侧、胸腹部第 3 侧线、侧胸部，起于隐白、止于大包，左右各 21 个腧穴。主治脾胃病症、生殖泌尿系统病症、心神病等。

1 三阴交(SP 6)

【定位】

在小腿内侧，当足内踝尖上 3 寸，胫骨内侧缘后方。图 42

【简易取穴】

以手四指并拢，小指下（尺侧）缘紧靠内踝尖上，示指上（桡侧）缘所在水平线与胫骨后缘的交点为取穴部位。图 43

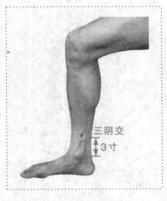

图 42　三阴交

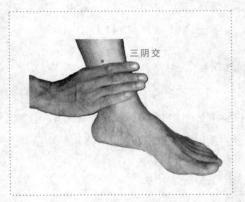

图 43　三阴交简易取穴

【操作】

用拇指按压腧穴 2~3 分钟，然后轻揉 20~30 次。

【主治】

脾胃虚弱、消化不良、腹胀、腹泻、月经不调、闭经、子宫脱垂、不孕、遗精、失眠、眩晕。

2 地机 (SP 8)

【定位】

在小腿内侧，当内踝尖与阴陵泉连线上，阴陵泉下 3 寸。图 44

【简易取穴】

阴陵泉下 3 寸，胫骨内侧缘为取穴部位。

【操作】

用拇指按压腧穴 2~3 分钟，然后轻揉 20~30 次。

【主治】

腹痛、腹泻、食欲缺乏、月经不调、痛经、遗精、腰痛。

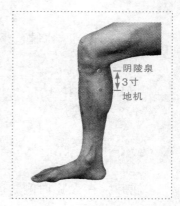

图 44 地机

3 阴陵泉 (SP 9)

【定位】

在小腿内侧，胫骨内侧髁后下方凹陷处。图 45

【简易取穴】

坐位，用拇指沿小腿内侧骨内缘（胫骨内侧）由下向上推至拇指抵膝关节，胫骨向内上弯曲之凹陷为取穴部位。

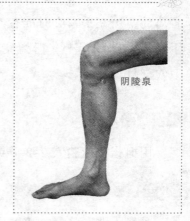

图 45 阴陵泉

【操作】

用拇指按压腧穴 2~3 分钟，然后按揉 20~30 次。

【主治】

腹痛、腹泻、水肿、小便不利、阴茎痛、遗精、膝痛。

4 血海（SP 10）

【定位】

屈膝，在大腿内侧，髌底内侧端上 2 寸，当股四头肌内侧头的隆起处。图 46

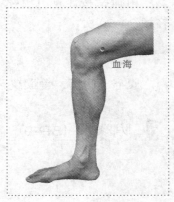

图 46 血海

【简易取穴】

坐位，屈膝成 90°，医者立于患者对面，用左手掌心对准右髌骨中央，手掌伏在其膝盖上，拇指尖所指处为取穴部位。

【操作】

用拇指按压腧穴 2~3 分钟，然后轻揉 20~30 次。

【主治】

月经不调、痛经、皮肤瘙痒、湿疹、大腿内侧痛。

五、手少阴心经腧穴

本经腧穴分布在腋下、上肢掌侧面的尺侧缘和小指的桡侧端，起于极泉，止于少冲，左右各 9 个腧穴。具有宁心安神、舒筋活血的功能，主治心胸病症、神志病等。

1　少海（HT 3）

【定位】

屈肘，在肘横纹内侧端与肱骨内上髁连线的中点。图 47

【简易取穴】

屈肘，肘横纹尺侧端为取穴部位。

【操作】

用拇指按压腧穴 2~3 分钟，然后轻揉 20~30 次。

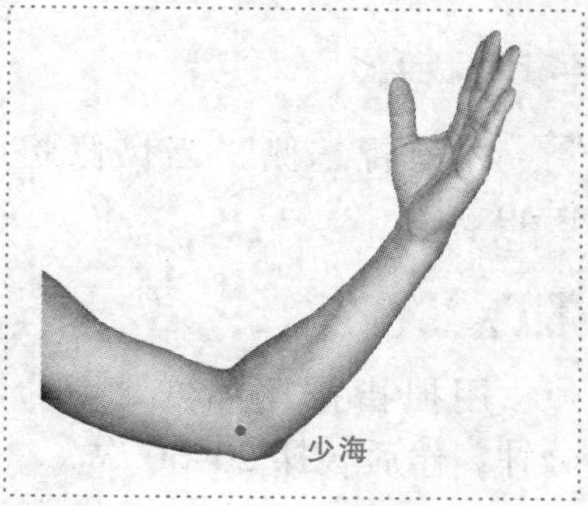

少海

图 47　少海

【主治】

头痛、牙痛、眩晕、健忘、手颤、肘关节痛。

2　通里（HT 5）

【定位】

在前臂掌侧，当尺侧腕屈肌的桡侧缘，腕横纹上 1 寸。图 48

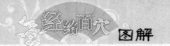

【简易取穴】

仰掌，尺骨小头两等分处，平尺骨小头的中部，尺侧腕屈肌腱的桡侧为取穴部位。

【操作】

用拇指按压腧穴 2~3 分钟，然后轻揉 20~30 次。

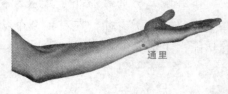

图 48　通里

【主治】

头痛、头昏、盗汗、心绞痛。

3　阴郄（HT 6）

【定位】

在前臂掌侧，当尺侧腕屈肌腱的桡侧缘，腕横纹上 0.5 寸。图49

【操作】

用拇指按压腧穴 2~3 分钟，然后轻揉 20~30 次。

图 49　阴郄

【主治】

心绞痛、心悸、神经衰弱。

4　神门（HT 7）

【定位】

在腕部，腕掌侧横纹尺侧端，尺侧腕屈肌腱的桡侧凹陷中。

图 50

【简易取穴】

仰掌，豌豆骨（手掌小鱼际肌近腕部有一突起圆骨）的桡侧，掌后第 1 横纹上，尺侧腕屈肌腱的桡侧缘为取穴部位。

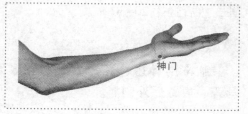

图 50　神门

【操作】

用拇指按压腧穴 2~3 分钟，然后轻揉 20~30 次。

【主治】

失眠、健忘、头痛、头晕、心烦、心痛、手臂麻木。

六、手太阳小肠经腧穴

本经腧穴分布在指、掌尺侧，上肢外侧面的尺侧缘，肩胛及面部，起于少泽，止于听宫，左右各 19 个腧穴。主治头、项、耳目、咽喉病症及热病、神志病等。

1　少泽 （SI 1）

【定位】

在小指末节尺侧，距指甲角 0.1 寸（指寸）。图 51

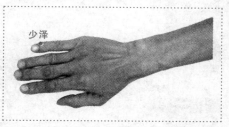

图 51　少泽

【操作】

用拇指甲掐腧穴 2~3 分

钟，然后轻揉 20~30 次。

【主治】

脑卒中昏迷、乳汁不足、乳腺炎、咽喉肿痛、头痛、耳鸣、耳聋、肩臂后外侧痛。

2 后溪 (SI 3)

【定位】

在手掌尺侧，微握拳，当小指本节（第 5 掌指关节）后的远侧掌横纹头赤白肉际处。图 52

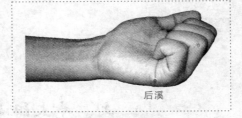

后溪

图 52　后溪

【简易取穴】

仰掌，握拳，第 5 掌指关节后，有一皮肤皱襞突起，其尖端为取穴部位。

【操作】

用拇指按压腧穴 2~3 分钟，然后轻揉 20~30 次。

【主治】

头项强痛、落枕、眼痛、耳聋、腰背痛、肋间神经痛、肩臂痛、盗汗。

3 养老 (SI 6)

【定位】

在前臂背面尺侧，当尺骨小头近端桡侧凹陷中。图 53

💠【操作】

用拇指按压腧穴 2~3 分钟，然后轻揉 20~30 次。

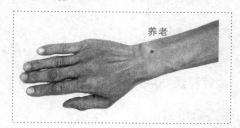

图 53 养老

💠【主治】

后头痛、落枕、肩背痛、上肢关节痛、上肢瘫痪、急性腰痛。

4 支正 (SI 7)

💠【定位】

在前臂背面尺侧，当阳谷与小海的连线上，腕背横纹上 5 寸。图 54

💠【操作】

用拇指按压腧穴 2~3 分钟，然后轻揉 20~30 次。

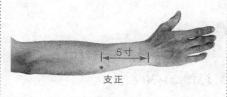

图 54 支正

💠【主治】

头痛、目眩、颌肿、神经衰弱、梅尼埃病、精神病、肘臂挛痛。

5 肩贞 (SI 9)

💠【定位】

在肩关节后下方，臂内收时，腋后纹头上 1 寸。图 55

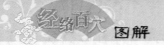

【操作】

用拇指按压腧穴 2~3 分钟，然后轻揉 20~30 次。

【主治】

肩痛、手臂麻痛不能上举、耳聋、耳鸣、风湿痛、肩周炎。

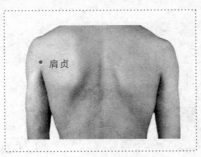

图 55　肩贞

6 天宗 (SI 11)

【定位】

在肩胛部，当冈下窝中央凹陷处，与第 4 胸椎棘突相平。图 56

【操作】

用中指按压腧穴 2~3 分钟，然后轻揉 20~30 次。

【主治】

肩胛骨痛、肘臂痛、上肢瘫痪。

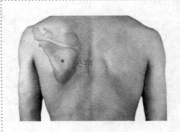

图 56　天宗

7 听宫 (SI 19)

【定位】

在面部，耳屏前，下颌骨髁状突的后方，张口时呈凹陷处。图 57

🌸【操作】

两手中指分别按压两侧腧穴 2~3
分钟，然后向上轻揉 20~30 次。

🌸【主治】

耳聋、耳鸣、中耳炎、头痛、牙
痛、下颌关节功能紊乱。

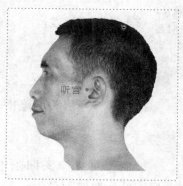

图 57　听宫

七、足太阳膀胱经腧穴

本经腧穴分布在眼眶、头、项、背腰部的脊柱两侧、下肢外侧
后缘及足外侧，起于晴明，止于至阴，左右各 67 个腧穴。主治头
项、目、鼻、背、腰、下肢部病症及神志病。

1　晴明（BL 1）

🌸【定位】

在面部，目内眦角稍上方凹陷处。图 58

🌸【操作】

两手中指轻按压腧穴 1~2 分
钟，然后轻揉 20~30 次。

🌸【主治】

急慢性结膜炎、泪囊炎屈光
不正、视神经炎、视神经萎缩、
视网膜炎、白内障、青光眼。

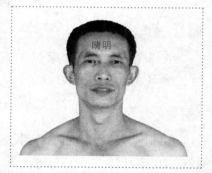

图 58　晴明

2 攒竹（BL 2）

【定位】

在面部，当眉头凹陷中，眶上切迹处。图59

【简易取穴】

皱眉，可见眉头凹陷中，眶上切迹处为取穴部位。

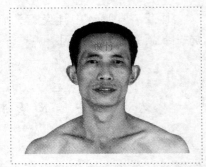

【操作】

用中指按压腧穴 1~2 分钟，然后轻揉 20~30 次，最后沿眼眶向外推 10 次。

图 59 攒竹

【主治】

头痛、流泪、目赤肿痛、角膜翳、视神经萎缩、视网膜炎、青光眼、眼睑痉挛、面神经炎。

3 通天（BL 7）

【定位】

在头部，当前发际正中直上 4 寸，旁开 1.5 寸。图60

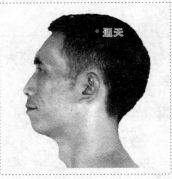

【操作】

用拇指压腧穴 2~3 分钟，然后轻揉 20~30 次。

图 60 通天

【主治】

头顶痛、眩晕、面神经炎、鼻炎、鼻窦炎。

4 天柱（BL 10）

【定位】

在项部，大筋（斜方肌）外缘之后发际凹陷中，约当后发际正中旁开 1.3 寸。图 61

【操作】

用拇指轻按压腧穴 2~3 分钟，然后轻揉 20~30 次。

【主治】

头痛、眩晕、鼻塞、咽喉肿痛、肩背痛、神经衰弱。

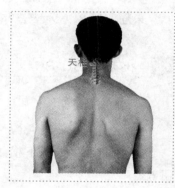

图 61　天柱

5 大杼（BL 11）

【定位】

在背部，当第 1 胸椎棘突下，旁开 1.5 寸。图 62

【简易取穴】

低头，颈背部交界处椎骨有一高突，并能随颈部左右摆动而转动者即为第 7 颈椎，其下为大椎穴。由大椎

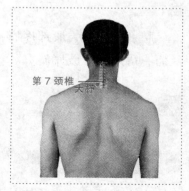

图 62　大杼

穴再向下推 1 个椎骨，旁开约 2 横指（示、中指）处为取穴部位。

【操作】

用拇指按压腧穴 2~3 分钟，然后顺时针按揉 20~30 次，再由上向下推 10~20 次。

【主治】

头痛、咳嗽、鼻塞、发热、咽喉肿痛、颈项强痛、肩背酸痛。

6 承扶（BL 36）

【定位】

在大腿后面，臀下横纹的中点。图 63

【操作】

用拇指按压腧穴 2~3 分钟，然后轻揉 20~30 次。

【主治】

腰、骶、臀、股部疼痛，坐骨神经痛、痔疮、下肢瘫痪。

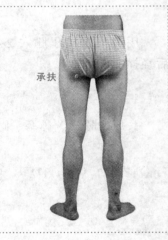

图 63　承扶

7 殷门（BL 37）

【定位】

在大腿后面，当承扶与委中连线上，承扶下 6 寸。图 64

【简易取穴】

取臀后横纹中点及腘横纹中点之连线的中点，由此往上 1 横指（中指）处为取穴部位。

【操作】

用拇指按压腧穴 2~3 分钟，然后由上向下搓，再按揉 20~30 次。

【主治】

腰腿痛、坐骨神经痛、下肢麻木瘫痪。

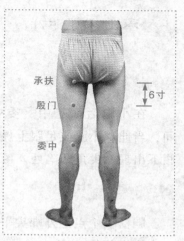

图 64 殷门

8 委中（BL 40）

【定位】

在腘横纹中点，当股二头肌腱与半腱肌肌腱的中间。图 65

【操作】

用中指按揉 20~30 次，然后拨 20~30 次，再按揉 20~30 次。

【主治】

腰背痛、坐骨神经痛、膝关节肿痛、腹痛、吐泻、自汗、盗汗。

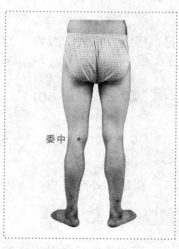

图 65 委中

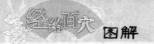

9 承山 (BL 57)

【定位】

在小腿后面正中，委中与昆仑之间，当伸直小腿或足跟上提时腓肠肌肌腹下出现的尖角凹陷处。图66

【简易取穴】

腘横纹中点至外踝尖平齐连线的中点为取穴部位。

【操作】

用拇指按压腧穴 2~3 分钟，然后提拿 10~20 次，再轻揉 20~30 次。

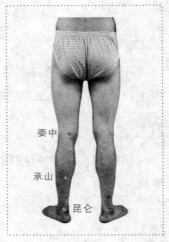

委中

承山

昆仑

图66 承山

【主治】

腰背痛、小腿痛、腓肠肌痉挛、下肢麻木、瘫痪、脱肛、便秘、痔疮、疝气、腹痛。

10 昆仑 (BL 60)

【定位】

在足部外踝后方，当外踝尖与跟腱之间凹陷处。图67

【简易取穴】

当外踝尖与跟腱连线的中点为取穴部位。

【操作】

用拇指按压腧穴 2~3 分钟，然后再顺时针轻揉 20~30 次。

【主治】

头痛、眩晕、项强、腰背痛、坐骨神经痛、足跟痛、下肢瘫痪、鼻出血、癫痫、疟疾、难产。

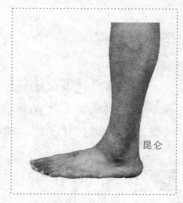

图 67 昆仑

11 至阴（BL 67）

【定位】

在足小趾末节外侧，距趾甲角 0.1 寸（指寸）。图 68

【操作】

用拇指甲按压腧穴 2~3 分钟，然后轻揉 20~30 次。

【主治】

胎位不正、难产、胎衣不下、头痛、眩晕、目痛、鼻塞、鼻出血。

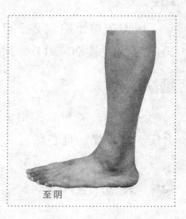

图 68 至阴

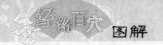

八、足少阴肾经腧穴

本经腧穴分布在足心、内踝后、跟腱前缘、下肢内侧后缘、腹胸部第 1 侧线。起于涌泉，止于俞府，左右各 27 个腧穴。主治妇科病，前阴病，肾、肺、咽喉病及经脉循行部位的病症。

1 涌泉 (KI 1)

【定位】

在足底部，蜷足时足前部凹陷处，约当足底第 2、3 趾趾缝纹头端与足跟连线的前 1/3、后 2/3 交点上。图 69

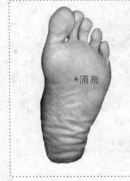

图 69　涌泉

【操作】

用拇指按压腧穴 2~3 分钟，然后搓 10~20 次，再按揉 20~30 次。

【主治】

头顶痛、眩晕、失语、癫痫、休克、高血压、咽喉痛、足心热。

2 太溪 (KI 3)

【定位】

在足内侧内踝后方，当内踝尖与跟腱之间的凹陷处。图 70

【简易取穴】

由足内踝尖推至凹陷处（约当内踝尖与跟腱间之中点）为取穴部位。

【操作】

用拇指按压腧穴 2~3 分钟，然后用拇指搓 20~30 次，再顺时针轻揉 20~30 次。

【主治】

失眠、健忘、耳鸣、耳聋、咽痛、咳嗽、哮喘、胸痛、月经不调、阳痿、腰痛、内踝肿痛。

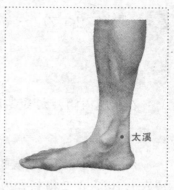

图 70　太溪

3 照海 (KI 6)

【定位】

在足内侧，内踝尖下方凹陷处。图 71

【操作】

用拇指按压腧穴 2~3 分钟，然后轻揉 20~30 次。

【主治】

月经不调、痛经、子宫脱垂、尿路感染、慢性咽喉炎、便秘、失眠、癫痫。

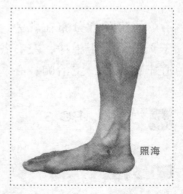

图 71　照海

4 复溜 (KI 7)

【定位】

在小腿内侧，太溪直上 2 寸，跟腱的前方。图 72

【简易取穴】

足内踝尖与跟腱连线的中点（即太溪穴），该穴上 2 横指处为取穴部位。

【操作】

用拇指按压腧穴 2~3 分钟，然后轻揉 20~30 次。

【主治】

水肿、腹胀、腹泻、盗汗、遗精、早泄、糖尿病、腰脊强痛。

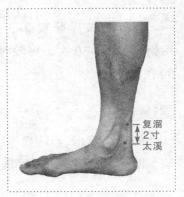

复溜
2寸
太溪

图 72　复溜

九、手厥阴心包经腧穴

本经腧穴分布在乳旁、上肢掌侧面中间、掌中及中指末端，起于天池，止于中冲，左右各 9 个腧穴。本经腧穴多有宽胸理气、清心宁神作用，主治胸、心、胃、神志病及经脉循行部位的病症。

1 曲泽 (PC 3)

【定位】

在肘横纹中，当肱二头肌腱的尺侧缘。图 73

【操作】

用拇指按压腧穴 2~3 分钟，然后按揉 20~30 次。

【主治】

心悸、心绞痛、胃痛、呕吐、口干、肘臂痛、手臂震颤。

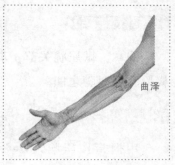

图 73 曲泽

2 内关 (PC 6)

【定位】

在前臂掌侧，当曲泽与大陵连线上，腕横纹上 2 寸，掌长肌腱与桡侧腕屈肌腱之间。图 74

【操作】

用拇指按压腧穴 2~3 分钟，然后轻揉 20~30 次。

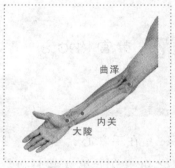

图 74 内关

【主治】

心悸、心绞痛、心肌炎、神经衰弱、失眠、胃痛、呕吐、腕关节痛、胸胁痛、眩晕、头痛、肘臂挛痛。

3 大陵 (PC 7)

【定位】

在腕横纹的中点处，当掌长肌腱与桡侧腕屈肌腱之间。图 75

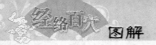

【简易取穴】

仰掌，微屈腕关节，掌长肌腱与桡侧腕屈肌腱之间。

【操作】

用拇指按压腧穴 2~3 分钟，然后轻揉 20~30 次。

【主治】

心悸、心绞痛、神经衰弱、癫痫、胃病、呕吐、腕关节痛、胸痛。

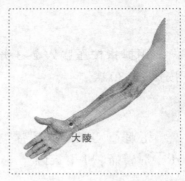

图 75　大陵

4　劳宫（PC 8）

【定位】

在手掌心，当第 2、3 掌骨之间，靠近第 3 掌骨侧，握拳屈指时中指尖处。图 76

【操作】

用拇指按压腧穴 2~3 分钟，然后按揉 20~30 次。

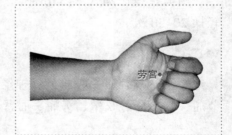

图 76　劳宫

【主治】

发热、口疮、口臭、昏迷、心绞痛、癫痫、手颤。

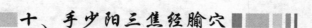

十、手少阳三焦经腧穴

本经腧穴分布在无名指外侧、手背、上肢外侧面中间、肩部、颞部、侧头部耳廓后、眉毛外端，起于关冲，止于丝竹空，左右各23个腧穴。主治侧头部、耳、目、咽喉病症及胸胁病、热病等。

1 液门 (TE 2)

【定位】

在手背部，当第4、5指间，指蹼缘后方赤白肉际处。图77

【操作】

用拇指按压腧穴2~3分钟，然后轻揉20~30次。

【主治】

头痛、耳鸣、咽喉肿痛、手臂痛。

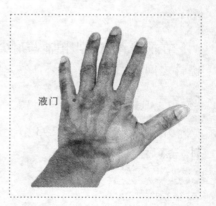

图77　液门

2 中渚 (TE 3)

【定位】

在手背部，掌指关节的后方，当第4、5掌骨间凹陷处。图78

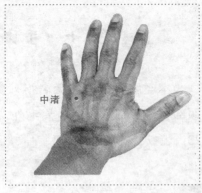

图 78　中渚

【操作】

用拇指按压腧穴 2~3 分钟，然后轻揉 20~30 次。

【主治】

头痛、耳鸣、耳聋、目赤、咽喉肿痛、手指屈伸不利，肘臂、肩背疼痛。

3　外关 (TE 5)

【定位】

在前臂背侧，当阳池与肘尖连线上，腕背横纹上 2 寸，尺骨与桡骨之间。图 79

【操作】

用拇指按压腧穴 2~3 分钟，然后轻揉 20~30 次。

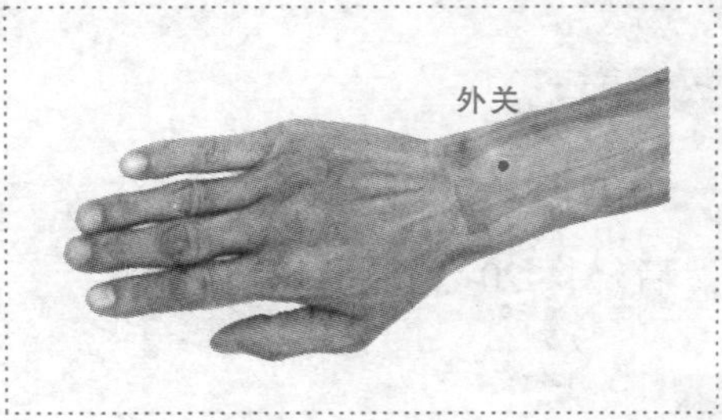

图 79　外关

【主治】

发热、头痛、上肢痛、麻木、瘫痪、耳鸣、耳聋、胸胁痛、心悸、手颤、肘臂屈伸不利。

4　支沟 (TE 6)

【定位】

在前臂背侧，当阳池与肘尖的连线上，腕背横纹上 3 寸，尺骨

与桡骨之间。图 80

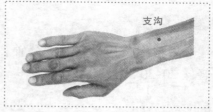

图 80　支沟

【操作】

用拇指按压腧穴 2~3 分钟，然后顺时针轻揉 20~30 次。

【主治】

发热、耳鸣、耳聋、呕吐、便秘、胁肋痛、肩臂痛、落枕。

5　翳风 （TE 17）

【定位】

在耳垂后方，乳突与下颌角之间的凹陷处。图 81

【简易取穴】

将耳垂向后按于头侧部，耳垂的边缘为取穴部位。

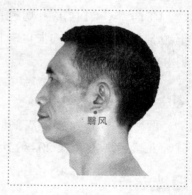

图 81　翳风

【操作】

用中指按压腧穴 2~3 分钟，然后轻揉 20~30 次。

【主治】

耳聋、耳鸣、口眼㖞斜、面神经炎、牙痛、腮腺炎。

6　角孙 （TE 20）

【定位】

在头部，折耳廓向前，当耳尖直上入发际处。图 82

【操作】

用拇指按压腧穴 2~3 分钟，然后轻揉 20~30 次。

【主治】

偏头痛、牙痛、结膜炎、头痛、颈项强直。

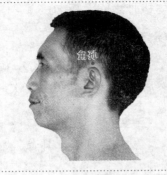

图 82　角孙

7　耳门 (TE 21)

【定位】

在面部，当耳屏上切迹的前方，下颌骨髁状突后缘，张口有凹陷处。图 83

【操作】

两手中指分别按压双侧腧穴 2~3 分钟，然后向上轻揉 20~30 次。

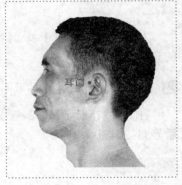

图 83　耳门

【主治】

耳聋、耳鸣、中耳炎、上牙痛。

8　丝竹空 (TE 23)

【定位】

在面部，当眉梢凹陷处。图 84

【操作】

用拇指按压腧穴 2~3 分钟，然后轻揉 20~30 次。

【主治】

眼病、偏头痛、面神经炎、癫痫。

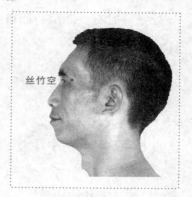

图 84 丝竹空

十一、足少阳胆经腧穴

本经腧穴分布在目外眦、颞部、耳后、肩部、胁助、下肢外侧、膝外侧、外踝的前下方、足第 4 趾端等部位，起于瞳子髎，止于足窍阴，左右各 44 个腧穴。主治侧头、目、耳、咽喉病及肝胆病、热病、神志病等。

1 听会 (GB 2)

【定位】

在面部，当耳屏间切迹的前方，下颌骨髁突的后缘，张口有凹陷处。图 85

【简易取穴】

先取听宫穴，由听宫穴直下，耳屏前下凹陷处，与耳屏间切迹相平，

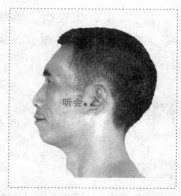

图 85 听会

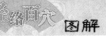

该处张口时有一凹陷，闭口时则无，此处为取穴部位。

【操作】

两手中指分别按压双侧腧穴 2~3 分钟，然后向上轻揉 20~30次。

【主治】

耳聋、耳鸣、中耳炎、牙痛、下颌关节功能紊乱、口眼㖞斜。

2 肩井（GB 21）

【定位】

在肩上，前对乳中，当大椎与肩峰连线的中点。图86

【操作】

用拇指按压腧穴 2~3 分钟，然后按揉 20~30 次。

【主治】

肩周炎、颈椎病、落枕、肩背痛、乳汁少、高血压、偏瘫、功能性子宫出血。

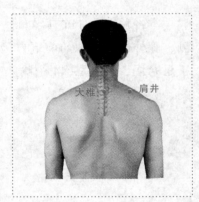

图 86　肩井

3 环跳（GB 30）

【定位】

在股外侧部，侧卧屈股，当股骨大转子最高点与骶管裂孔连线

的外 1/3 与中 1/3 交点处。图 87

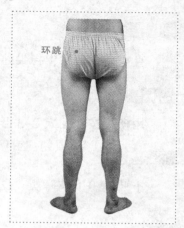

图 87　环跳

😊【操作】

用肘尖或拇指按压腧穴 2~3 分钟（力度要重），然后用掌根按揉 20~30 次。

😊【主治】

腰腿痛、瘫痪、坐骨神经痛、髋关节炎、膝踝肿痛。

4　风市（GB 31）

😊【定位】

在大腿外侧部的中线上，当腘横纹上 7 寸。图 88

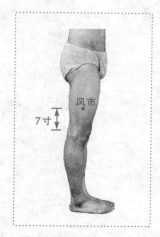

图 88　风市

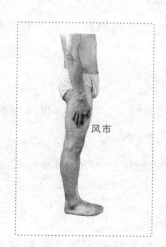

图 89　风市简易取穴

【简易取穴】

直立垂手时，中指尖处为取穴部位。图 89

【操作】

用拇指按压腧穴 2~3 分钟，然后按揉 20~30 次。

【主治】

下肢痛、下肢瘫痪、皮肤瘙痒症、麻木。

5 膝阳关（GB 33）

【定位】

在膝外侧，当阳陵泉上 3 寸，股骨外上髁上方凹陷处。图 90

【操作】

用拇指按压腧穴 2~3 分钟，然后按揉 20~30 次。

【主治】

膝关节肿痛、下肢痉挛或瘫痪。

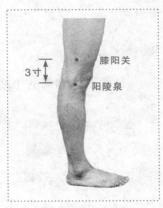

图 90　膝阳关

6 阳陵泉（GB 34）

【定位】

在小腿外侧，当腓骨头前下方凹陷处。图 91

【操作】

用拇指按压腧穴 2~3 分钟，然后按揉 20~30 次，再拨 20~30 次。

【主治】

头痛、耳鸣、耳聋、膝肿痛、半身不遂、瘫痪、胁肋痛、黄疸、小儿惊风、破伤风。

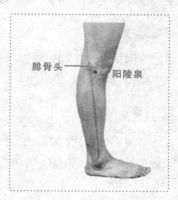

图 91 阳陵泉

7 光明 (GB 37)

【定位】

在小腿外侧，当外踝尖上 5 寸，腓骨前缘。图 92

【操作】

用拇指按压腧穴 2~3 分钟，然后顺时针轻揉 20~30 次。

【主治】

屈光不正、白内障、偏头痛、小腿痛、乳房胀痛、癫痫。

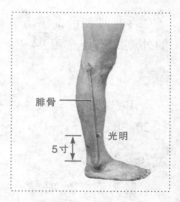

图 92 光明

8 悬钟 (GB 39)

【定位】

在小腿外侧，当外踝尖上 3 寸，腓骨前缘。图 93

【操作】

用拇指按压腧穴 2~3 分钟，然后顺时针轻揉 20~30 次。

【主治】

偏瘫、四肢关节酸痛、落枕、颈椎病、足跟痛、头痛、咽喉痛、胁痛、便秘、痔疮。

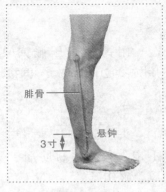

图 93 悬钟

9 丘墟 (GB 40)

【定位】

在足外踝的前下方，当趾长伸肌腱的外侧凹陷处。图 94

【操作】

用拇指按压腧穴 2~3 分钟，然后轻揉 20~30 次。

【主治】

偏头痛、颈项痛、胸胁痛、腰腿痛、足跟痛、手腕痛（扭伤）。

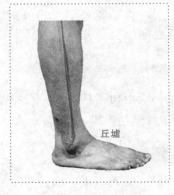

图 94 丘墟

10 侠溪 (GB 43)

【定位】

在足背外侧，当第 4、5 趾间，趾蹼缘后方赤白肉际处。图 95

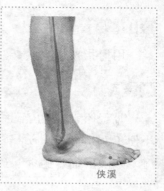

图 95　侠溪

【操作】

用示指或拇指按压腧穴 2~3 分钟，然后轻揉 20~30 次。

【主治】

头痛、眩晕、耳鸣、耳聋、胸胁痛、月经不调。

十二、足厥阴肝经腧穴

本经腧穴分布在足背、内踝前、胫骨内侧面，前阴及胁肋部。起于大敦，止于期门，左右各 14 个腧穴。主治头目、胸胁、疝气、前阴病、妇科病、肝胆病。

1　太冲 （LR 3）

【定位】

在足背侧，当第 1 跖骨间隙的后方凹陷处。图 96

【简易取穴】

由第 1、2 趾间缝纹向足背上推，至第 1、2 趾骨联合缘凹陷中（约缝纹头上 2 横指）处为取穴部位。

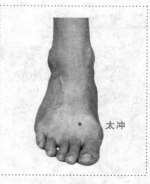

图 96　太冲

【操作】

用拇指按压腧穴 2~3 分钟，然后顺时针按揉 20~30 次。

【主治】

月经不调、功能性子宫出血、闭经、子宫脱垂、遗精、遗尿、小便不利、肝炎、头痛、眩晕、结膜炎、青光眼、耳鸣、耳聋、面瘫、咽喉肿痛、胁痛、癫痫、乳腺炎、高血压。

2 曲泉 （LR 8）

【定位】

在膝内侧，屈膝，当膝关节内侧面横纹内侧端，股骨内侧髁的后缘，半腱肌、半膜肌止端的前缘凹陷处。图 97

【操作】

用拇指按压腧穴 2~3 分钟，然后轻揉 20~30 次。

【简易取穴】

屈膝端坐，当膝内侧高骨（股骨内上髁）后缘，两筋前方、腘横纹头上方处为取穴部位。

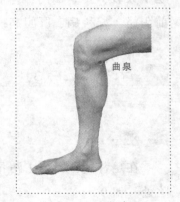

图 97　曲泉

【主治】

月经不调、痛经、子宫脱垂、遗精、阳痿、膝股内侧痛、肾炎、前列腺炎、前列腺增生、高血压、膝关节及周围软组织损伤。

3 章门（LR 13）

【定位】

在侧腹部，当第 11 肋游离端下方。图 98

【简易取穴】

曲臂向前指尖抵肩，肘尖尽头处为取穴部位。

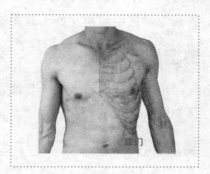

图 98 章门

【操作】

用中指按压腧穴 2~3 分钟，然后轻揉 20~30 次。

【主治】

腹胀、腹痛、腹泻、呕吐、肠炎、肋间神经痛。

十三、督脉腧穴

本经腧穴分布在尾骶、腰背、胸背、头项、面部的正中线上，体表起于长强，止于龈交，单穴，共 28 个腧穴。

1 至阳（GV 9）

【定位】

在背部，当后正中线上，第 7 胸椎棘突下凹陷中。图 99

【简易取穴】

仰卧或坐位，双手平放于身体两侧或自然下垂，在背部，两侧肩胛骨下角连线与后正中线相交处为取穴部位。

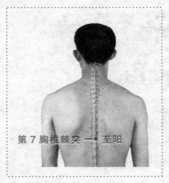

第7胸椎棘突 一 ● 至阳

图 99 至阳

【操作】

用拇指按压腧穴 2~3 分钟，然后轻揉 20~30 次。

【主治】

咳喘、胃脘痛、腰痛、心脏病、胆结石、胃及十二指肠球部溃疡、肋间神经痛。

2 大椎 （GV 14）

【定位】

在后正中线上，第 7 颈椎棘突下凹陷中。图 100

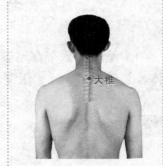

● 大椎

【操作】

用拇指按压腧穴 2~3 分钟，然后顺时针轻揉 20~30 次。

【主治】

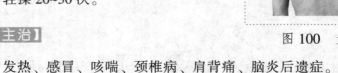

图 100 大椎

发热、感冒、咳喘、颈椎病、肩背痛、脑炎后遗症。

3 哑门 （GV 15）

【定位】

在颈部，当后发际正中直上 0.5 寸，第 1 颈椎下。图 101

【操作】

用拇指按压腧穴 2~3 分钟，然后轻揉 20~30 次。

【主治】

癫痫、头痛、中风、脑性瘫痪。

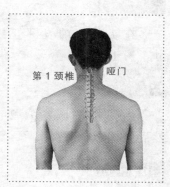

图 101　哑门

4 百会 （GV 20）

【定位】

在头部，前发际正中直上 5 寸或两耳尖直上连线中点处。图 102

【操作】

用拇指或示指由轻到重按压腧穴，不宜过重，每次 2~3 分钟，然后轻揉 20~30 次。

【主治】

头痛、眩晕、鼻塞、耳鸣、失眠、健忘、癫痫、脱肛、子宫脱垂、高血压、低血压、休克。

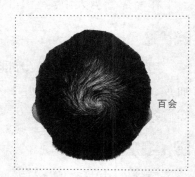

图 102　百会

5　上星 （GV 23）

【定位】

在头部，前发际正中直上 1 寸。图 103

【操作】

用拇指按压腧穴 2~3 分钟，然后轻揉 20~30 次。

【主治】

前头痛、眩晕、鼻炎、鼻窦炎、高血压、脑卒中。

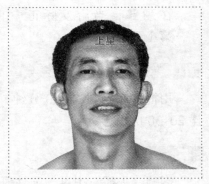

图 103　上星

6　水沟 （GV 26）

【定位】

在面部，当人中沟上 1/3 与中 1/3 交点处。图 104

【操作】

用拇指或中指按压，力量逐渐加重，力度适中，按压 1~2 分钟，然后轻揉 20~30 次。

【主治】

昏迷、中暑、脑卒中、低血压、癫痫、腰扭伤。

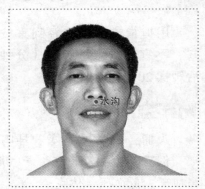

图 104　水沟

十四、任脉腧穴

本经腧穴分布在会阴部、腹部、胸部、颈部、颏部的正中线上，起于会阴，止于承浆，单穴，共 24 个腧穴。

1 中极 （CV 3）

【定位】

在下腹部，前正中线上，当脐中下 4 寸。图 105

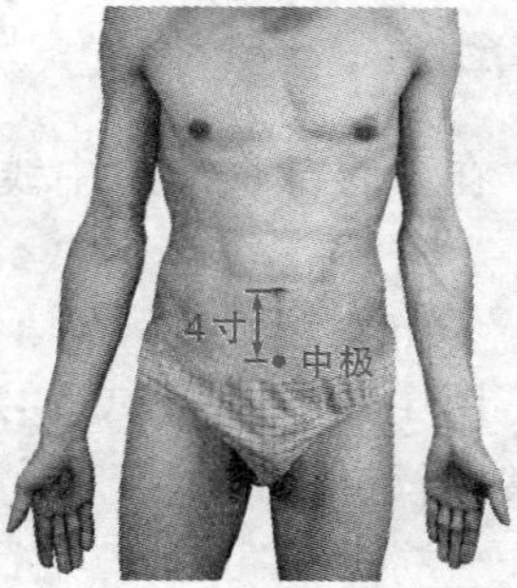

【操作】

用中指按压腧穴 1~2 分钟，然后轻揉 20~30 次。

【主治】

遗精、早泄、阳痿、遗尿、小

图 105　中极

便不通、尿频、尿急、小腹痛、月经不调、闭经、子宫脱垂、功能性子宫出血。

2 关元 （CV 4）

【定位】

在下腹部，前正中线上，当脐中下 3 寸。图 106

【操作】

用中指按压腧穴 1~2 分钟，然后轻揉 20~30 次。

【主治】

昏迷、遗精、阳痿、早泄、月经不调、痛经、闭经、功能性子宫出血、遗尿、脱肛。

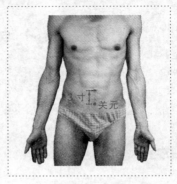

图 106　关元

3 气海 （CV 6）

【定位】

在下腹部，前正中线上，当脐中下 1.5 寸。图 107

【操作】

用中指按压腧穴 1~2 分钟，然后用掌轻揉 20~30 次。

【主治】

腹痛、腹泻、便秘、哮喘、遗精、阳痿、月经不调、痛经、子宫脱垂、功能性子宫出血、不孕症、遗尿、脱肛、尿潴留、肠麻痹、胃下垂。

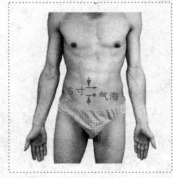

图 107　气海

4 水分 （CV 9）

【定位】

在上腹部，前正中线上，当脐中上 1 寸。图 108

【操作】

用中指按压腧穴 1~2 分钟，然后用掌轻揉 20~30 次。

【主治】

腹痛、腹胀、腹泻、腰痛。

5 中脘（CV 12）

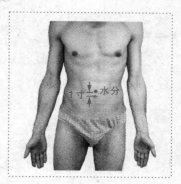

图 108　水分

【定位】

在上腹部，前正中线上，当脐中上4寸。图 109

【操作】

用中指或掌根按压腧穴 1~2 分钟，然后用掌按摩 20~30 次，最后用掌根推至脐下，反复 10~20 次。

【主治】

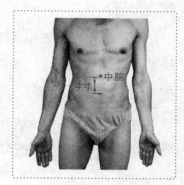

图 109　中脘

胃痛、腹胀、恶心、呕吐、腹泻、消化不良、便秘、便血、哮喘、急慢性胃炎、肠炎、胃及十二指肠溃疡。

6 膻中（CV 17）

【定位】

在胸部，当正中线上，平第4肋间，两乳头连线的中点。图 110

不显示

【操作】

用中指或掌根轻按压膻穴 1~2 分钟，然后轻揉 20~30 次。

【主治】

咳嗽、哮喘、胸痛、心痛、乳汁不足、肋间神经痛、乳腺炎。

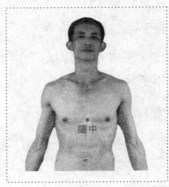

图 110　膻中

7　天突（CV 22）

【定位】

在颈部，当前正中线上，胸骨上窝中央。图 111

【操作】

用中指或示指按压膻穴 1~2 分钟，然后轻揉 20~30 次，力度适中。

【主治】

咽喉肿痛、声音嘶哑、胸痛、咽喉炎。

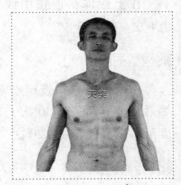

图 111　天突

8　廉泉（CV 23）

【定位】

在颈部，当正中线上，喉结上方，舌骨上缘凹陷处。图 112

【操作】

用拇指按压腧穴由轻到重 1~2 分钟，然后轻揉 20~30 次。

【简易取穴】

仰靠坐位，在颈部，前正中线上，喉结与下颌中间为取穴部位。

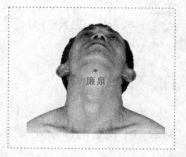

图 112　廉泉

【主治】

咽喉炎、扁桃体炎、支气管炎、失声、声带麻痹。

十五、经外奇穴

/ 印堂（EX-HN3）

【定位】

在额部，两眉头的中间。图 113

【操作】

用拇指按压腧穴 1~2 分钟，然后顺时针轻揉 20~30 次，力度逐渐加重。

【主治】

前头痛、三叉神经痛、眩晕、高血压、失眠、腰扭伤。

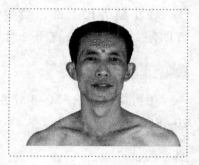

图 113　印堂

2 太阳 (EX-HN5)

【定位】

在颞部，当眉梢与目外眦之间，向后约 1 横指的凹陷处。图 114

【操作】

用拇指或中指按压腧穴 1~2 分钟，然后顺时针轻揉 20~30 次。

【主治】

眩晕、偏头痛、面瘫、牙痛、三叉神经痛、视疲劳。

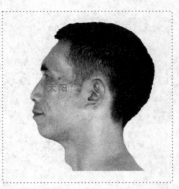

图 114 太阳

3 胆囊穴 (EX-LE6)

【定位】

在小腿外侧上部，当腓骨小头前下方凹陷处，阳陵泉直下 2 寸。图 115

【操作】

用拇指按压腧穴 2~3 分钟，然后轻揉 20~30 次。

【简易取穴】

阳陵泉下 2 寸左右之压痛明显处为取穴部位。

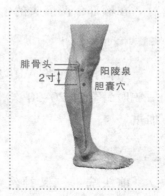

腓骨头
2寸
阳陵泉
胆囊穴

图 115 胆囊穴

【主治】

急、慢性胆囊炎，胆结石、胆绞痛、胆道蛔虫。

4 阑尾穴（EX-LE7）

【定位】

在小腿前外侧上部，当犊鼻下 5 寸，胫骨前缘旁开 1 横指。
图116

【简易取穴】

足三里与上巨虚之间压痛明显处
为取穴部位，约在足三里下 2 寸处。

【操作】

用拇指按压腧穴 2~3 分钟，然后
轻揉 20~30 次。

【主治】

急慢性阑尾炎、消化不良、胃脘痛。

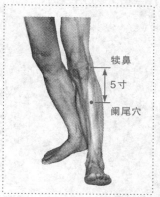

图 116　阑尾穴

下篇
XIAPIAN

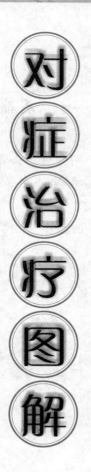

对症治疗图解

第三章 痛证治疗要穴图解

一、头痛

人的身体若出现异常，则会感到头痛、头重。如果身体感到寒冷、血压异常、神经疲劳、睡眠不足、感冒等，则非常容易引起"偏头痛"。

治疗头痛要穴：列缺、曲池。

1 列缺

【定位】

在前臂桡侧缘，桡骨茎突上方，腕横纹上 1.5 寸，当肱桡肌与拇长展肌腱之间。图 117

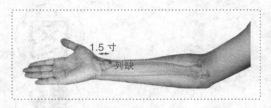

1.5 寸

列缺

图 117 列缺

【操作】

用拇指按压穴位 2 分钟,然后按揉 20~30 次。

2　曲池

【定位】

在肘横纹外侧端,屈肘时当尺泽与肱骨外上髁连线中点。图 118

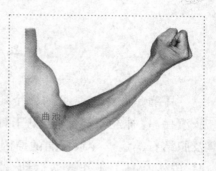

图 118　曲池

【简易取穴】

仰掌屈肘成 45°,肘关节桡侧,肘横纹头为取穴部位。

【操作】

用拇指由轻到重按压 2 分钟,然后按揉 20~30 次。

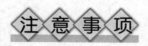

注 意 事 项

①按摩刺激上述穴位一次就可以感到症状减轻,按摩穴位要有酸痛感才会有效果。

②患有高血压者有头痛症状出现,必须到医院诊治,防治病情恶化。

③勿食过量咖啡、过凉的冰淇淋,勿饮酒和吸烟。专家统计出容易诱发头痛的食物排行分别是:巧克力、酒精饮料、生乳制品、柠檬汁、奶酪、红酒、蛋类。饮食以上食物要有节制。

④多吃些含镁丰富的蔬菜、水果,增加大脑中的镁含量。含镁丰富的食物包括:小米、荞麦等谷类,黄豆、蚕豆、豌豆等豆类及豆制品,以及雪里蕻、冬菜、冬菇、紫菜、桃子、桂圆、核桃、花生等。

⑤尽量避免过度劳累和忧虑、焦虑等情绪,保证良好的睡眠。谨防由眼、耳、鼻及鼻窦、牙齿、颈部等的病变引起的头痛。

二、胃痛

胃痛是临床上常见的一个症状,多见于急慢性胃炎,胃、十二脂肠溃疡,胃神经官能症,也见于胃黏膜脱垂、胃下垂、胰腺炎、胆囊炎及胆结石等病。导致胃痛的原因有很多,包括工作过度紧张、食无定时,吃饭后马上工作或做运动、饮酒或吃辣过度、常进食难消化的食物等。平时应注意克服诱发胃痛的因素。

治疗胃痛要穴:中脘、足三里。

1 中脘

【定位】

在上腹部,前正中线上,当脐中上4寸。图119

【操作】

用中指按压穴位1~2分钟,再用掌按摩20~30次,最后用掌根推至脐下,反复10~20次。

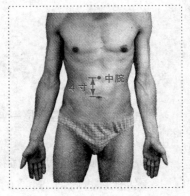

图119 中脘

2 足三里

【定位】

屈膝,当犊鼻下 3 寸,距胫骨前缘 1 横指(中指)。图 120

【操作】

用拇指按压穴位 2~3 分钟,然后轻揉 20~30 次。

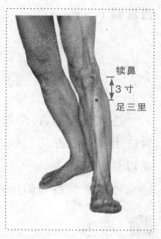

犊鼻
3 寸
足三里

图 120　足三里

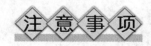

注 意 事 项

①按摩刺激上述穴位一次就可以感到症状减轻，按摩穴位要有酸痛感才会有效果。

②首先要纠正不良的饮食习惯。多食清淡、少食肥甘及各种刺激性食物,如含酒精、香料以及过酸、过甜、过咸、过苦、过辛的食物,不可使五味有所偏嗜。有吸烟嗜好应戒烟。

③饮食定时定量。长期胃痛者每日三餐或加餐均应定时,间隔时间要合理。急性胃痛的病人应尽量少食多餐，平时应少食或不食零食,以减轻胃的负担。

④注意营养平衡,平时的饮食应供给富含维生素的食物,以利于保护胃黏膜和提高其防御能力,并促进局部病变的修复。

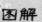

⑤饮食宜软、温、暖。烹调宜用蒸、煮、熬、烩,少吃坚硬、粗糙的食物。进食时不急不躁,使食物在口腔中充分咀嚼,与唾液充分混合后慢慢咽下。

三、手臂疼痛

进入中年的人,肩膀肌肉组织退化、失去弹性,易出现疼痛(如手臂往上提或者开房门锁时会有痛感),因而脖子、肩膀发生硬结、腱鞘炎以及神经痛等。

治疗手臂疼痛的要穴:曲池、养老。

1 曲池

【定位】

在肘横纹外侧端,屈肘时当尺泽与肱骨外上髁连线中点。图121

【简易取穴】

仰掌屈肘成45°,肘关节桡侧,肘横纹头为取穴部位。

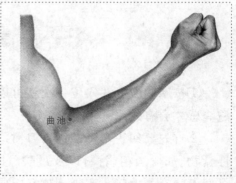

图121 曲池

【操作】

用拇指由轻到重按压2分钟,然后按揉20~30次。

② 养老

【定位】

在前臂背面尺侧，当尺骨小头近端桡侧凹陷中。图 122

【操作】

用拇指按压穴位 2~3 分钟，然后轻揉 20~30 次。

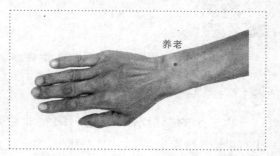

图 122　养老

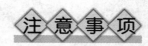

① 按摩刺激上述穴位一次就可以感到症状减轻，按摩穴位要有酸痛感才会有效果。

② 平时需要加强上肢的运动，注意上肢的保暖，不要受凉。

四、牙痛

牙痛就是牙齿有病的外在反应，有可能是龋齿，或牙髓、牙龈被感染，也可能由鼻窦炎引发。当疼痛难忍时，可采用穴位按摩法迅速缓解疼痛症状。

治疗牙痛的要穴：合谷、下关、手三里。

1 合谷

【定位】

在手背第 1、2 掌骨间，当第 2 掌骨桡侧的中点处。图 123

【简易取穴】

以一手的拇指掌面指关节横纹，放在另一手的拇、示指的指蹼缘上，屈指当拇指尖尽处为取穴部位。图 124

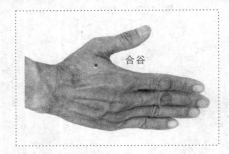

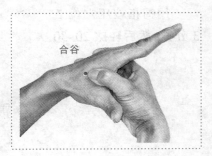

图 123 合谷   图 124 合谷简易取穴

【操作】

用拇指按压穴位 2 分钟，然后轻揉 20~30 次。

2 下关

【定位】

在面部耳前方，当颧弓与下颌切迹所形成的凹陷中。图 125

【操作】

用中指按压穴位 1~2 分钟，然后轻揉 20~30 次。

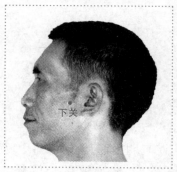

图 125 下关

3 手三里

【定位】

在前臂背面桡侧,当阳溪与曲池连线上,肘横纹下 2 寸。图 126

【简易取穴】

桡侧肘横纹头下 2 横指,阳溪与曲池的连线上。图 127

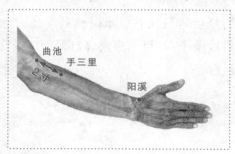

图 126 手三里

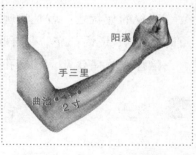

图 127 手三里简易取穴

【操作】

用拇指按压穴位 2 分钟,然后顺时针按揉 20~30 次。

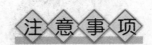

注 意 事 项

①按摩刺激上述穴位,牙痛即可缓解。

②尽快到口腔医院查明引起牙痛的原因。发现蛀牙应及时治疗。

③注意口腔卫生,养成"早晚刷牙,饭后漱口"的良好习惯。

④睡前不宜吃糖、饼干等含糖及淀粉之类的食物。

⑤宜多吃清胃火及清肝火的食物,如南瓜、西瓜、荸荠、芹菜、萝卜等。忌酒及热性动火食品。

⑥脾气急躁、容易动怒会诱发牙痛,故日常宜心胸豁达,情绪宁静。

⑦保持大便通畅,勿使粪毒上攻。

五、喉咙痛

感冒的症状之一就是喉咙痛,轻度时只在吞口水时感到疼痛,严重时连吞咽、说话都痛。张开嘴对着镜子看,可见扁桃体红肿。

治疗喉咙痛要穴:太渊、孔最、合谷。

1 太渊

【定位】

在腕掌侧横纹桡侧桡动脉搏动处。图128

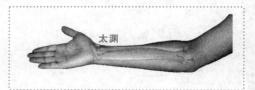

图 128 太渊

【操作】

用拇指按压在穴位上由轻到重按压 2 分钟,然后轻揉 20~30 次。

2　孔最

【定位】

在前臂掌面桡侧,当尺泽与太渊连线上,腕横纹上 7 寸。图 129

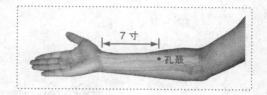

图 129　孔最

【操作】

用拇指按压穴位 2 分钟,然后按揉 20~30 次。

3　合谷

【定位】

在手背第 1、2 掌骨间,当第 2 掌骨桡侧的中点处。图 130

【简易取穴】

以一手的拇指掌面指关节横纹,放在另一手的拇、示指的指蹼缘上,屈指当拇指尖尽处为取穴部位。图 131

【操作】

用拇指按压穴位 2 分钟,然后轻揉 20~30 次。

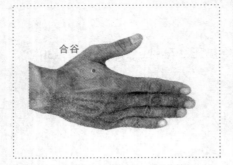

图 130　合谷

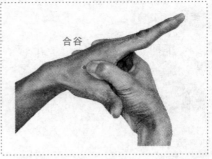

图 131　合谷简易取穴

注意事项

①按摩上述穴位一次缓解喉咙痛即可见效。

②感到喉咙疼时,用盐开水漱口,疼痛症状即可改善。

③日常生活起居要有规律。加强锻炼,提高机体抗病能力。

④少吃油炸食品,多喝白开水,多吃蔬菜和水果。

六、肩膀酸痛

　　不正确的姿势或手臂使用过度,都会造成肩膀肌肉的损伤并引发疼痛。可采用穴位按摩法缓解肩膀酸痛。

　　治疗肩膀酸痛要穴:曲池、天柱、肩井。

1 曲池

【定位】

在肘横纹外侧端,屈肘时当尺泽与肱骨外上髁连线中点。图 132

【简易取穴】

仰掌屈肘成 45°,肘关节桡侧,肘横纹头为取穴部位。

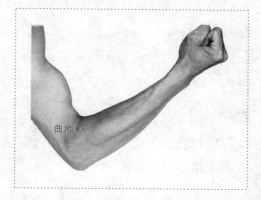

图 132 曲池

【操作】

用拇指由轻到重按压 2 分钟,然后按揉 20~30 次。

2 天柱

【定位】

在项部,(斜方肌) 外缘之后发际凹陷中,约当后发际正中旁开 1.3 寸。图 133

【操作】

用拇指轻轻按压穴位 2~3 分钟,然后轻揉 20~30 次。

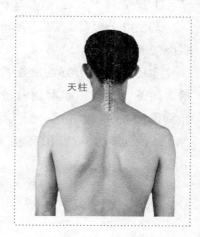

图 133 天柱

3 肩井

【定位】

在肩上，乳中，当大椎与肩峰连线的中点。图134

【操作】

用拇指按压穴位2~3分钟，然后再按揉20~30次。

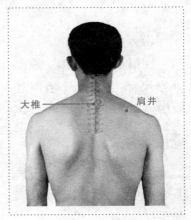

图 134　肩井

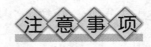

①按摩刺激上述穴位，缓解肩膀酸痛立刻见效。

②坐办公室的人，当工作时间超出半小时必须适当活动，以缓解肌肉酸痛。

③可采用以下方法放松身体：正坐，手臂放松地贴紧身体两侧，指尖向下。慢慢抬起两侧肩膀，使肩膀抬至最高点处，然后向后顺时针画圈放松，持续五组。反方向继续做五组。

④晚上睡觉不要用高枕头，不要躺在沙发扶手上休息或者看电视。

⑤注意保暖，小心肩部着凉。

七、手指发麻

手指发麻,就是手臂至手指血液循环不顺,局部营养不足引起末梢神经麻木。使用手或手指按压过度会产生神经障碍,血管受压而发生麻痹现象。

缓解手指发麻要穴:手三里、曲池。

1　手三里

【定位】

在前臂背面桡侧,当阳溪与曲池连线上,肘横纹下 2 寸。图 135

【简易取穴】

桡侧肘横纹头下 2 横指,阳溪与曲池的连线上。图 136

【操作】

用拇指按压穴位 2 分钟,然后顺时针按揉 20~30 次。

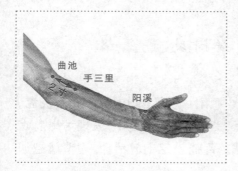

图 135　手三里

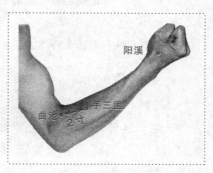

图 136　手三里简易取穴

2 曲池

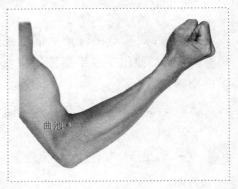

图 137　曲池

【定位】

在肘横纹外侧端,屈肘时当尺泽与肱骨外上髁连线中点。图 137

【简易取穴】

仰掌屈肘成 45°,肘关节桡侧,肘横纹头为取穴部位。

【操作】

用拇指由轻到重按压 2 分钟,然后按揉 20~30 次。

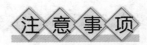

注 意 事 项

①按摩刺激上述穴位,缓解手指发麻可立刻见效。
②平时加强上肢运动,预防颈椎病。

八、肩周炎

　　肩周炎,又叫五十肩、冻结肩,多发生于 40~50 岁的中年人和老年人,是肩周组织和关节囊发生的非细菌性、慢性损伤性或退行性炎症。

　　本病患病诱因多为外伤、着凉、受风、慢性劳损等。表现为患肩疼痛,不能上举,不能抬手及旋转,越是疼痛就越不敢活动,病情就越加重,造成恶性循环。

　　治疗肩周炎要穴:天宗、肩井、后溪。

1 天宗

【定位】

在肩胛部，当冈下窝中央凹陷处，与第 4 胸椎棘突相平。图 138

【操作】

用中指按压穴位 2~3 分钟，然后轻揉 20~30 次。

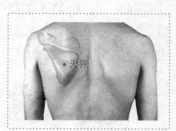

图 138　天宗

2 肩井

【定位】

在肩上，前对乳中，当大椎与肩峰连线的中点。图 139

【操作】

用拇指按压穴位 2~3 分钟，然后再按揉 20~30 次。

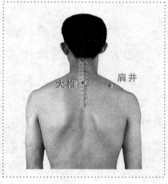

图 139　肩井

3 后溪

【定位】

在手掌尺侧，微握拳，当小指本节(第 5 掌指关节)后的远侧掌横纹头赤白肉际。图 140

【简易取穴】

仰掌,握拳,第5掌指关节后,有一皮肤皱襞突起,其尖端为取穴部位。

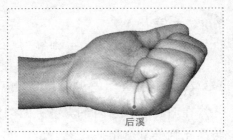

后溪

图 140　后溪

【操作】

用拇指按压穴位 2~3 分钟,然后轻揉 20~30 次。

注意事项

①刺激上述穴位,缓解肩周炎疼痛一次即可见效。

②避免长时间的伏案工作:伏案工作者常低首耸肩,长时间保持这一姿势将使颈部及肩部肌肉的负担增大,导致肩周肌肉群的劳损。随着电脑和网络的普及,越来越多的人久坐在屏幕前敲打键盘,使腕源性肩周炎的发生大大增加。因此,伏案工作者及电脑操作者首先应选择高矮适中的桌椅和电脑台, 另外在工作 30~45 分钟后, 起立做 5~15 分钟的放松运动,舒展腰肢,转动头颈,舒松肩关节。

③温热的水浴:在温热的浴水中慢慢浸泡可以松弛紧张的肌肉,驱除一天的疲劳。但水温不能过热,因过热刺激肌肉、皮肤会加重痉挛。水温一般以 40 ℃为宜。

④避免肩部受凉:夏天在开冷空调的房间要着带袖上衣。冬天外出时注意肩部保暖,因为房间内外大的温差,将影响肩部的血流。有条件者,可在暖房里裸露肩膀,患部贴敷温湿毛巾,加速局部血液循环,松弛紧张僵硬的肩周肌群。

⑤坚持每天做一些保健运动:每日坚持做一些诸如保健体操、散步、慢跑等体育运动,使肌肉中的血流通畅,保持良好的关节柔韧性和良好的功能状态。

九、背痛

背痛是一种症状,往往是由背部受凉、姿势不良、脊椎退行性病变等原因引起。

缓解背痛要穴:少海、委中、养老。

1 少海

【定位】

屈肘,在肘横纹内侧端与肱骨内上髁连线的中点。图141

【简易取穴】

屈肘肘横纹尺侧端。

【操作】

用拇指按压穴位 2~3 分钟,然后轻揉 20~30 次。

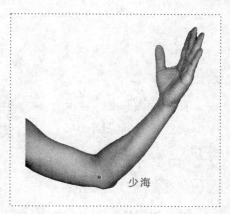

图 141　少海

2 委中

【定位】

在腘横纹中点，当股二头肌腱与半腱肌肌腱的中间。图 142

【操作】

用中指按揉 20~30 次，然后拨 20~30 次，再按揉 20~30 次。

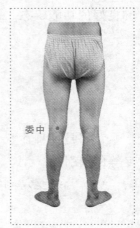

图 142　委中

3 养老

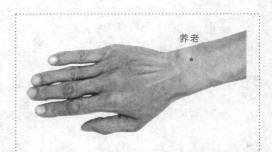

【定位】

前臂背面尺侧，当尺骨小头近端桡侧凹陷中。图 143

图 143　养老

【操作】

用拇指按压穴位 2~3 分钟，然后轻揉 20~30 次。

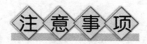

①刺激上述穴位,一次即可缓解背痛。

②使用靠垫。很多汽车中的座位无法起到支撑腰背部的作用,只有少数汽车为司机提供了可调的腰部支撑。因此,在乘坐汽车时,可在腰背部添加靠垫以供支撑。

③手臂放在背后。可卷起一条毛巾或羊毛衫,使它的周长大约与自己的前臂相同,然后将卷起的织物放在腰与座位靠背之间。也可简单地将自己的前臂放在腰与座位靠背之间, 以减轻背部的压力。但是,即使有最好的背部支撑,"坐"这一动作仍会对背造成压力,因此每隔几分钟即应至少稍稍调整一下腰的弯曲程度。

④日常可做以下运动放松腰背部。

单膝触胸:仰面躺下,双膝弯曲,双脚平放在地板上。双手抓住一只大腿的背面,轻轻地、缓慢地拉向胸部,直至感到轻微的张力。保持这个姿势从 1 数到 10,然后放松。同一条腿练习 4~5 次,然后换另一条腿。这个练习能够伸展髋部、臀部和腰部的肌肉,因为经过一整天的坐或立,这些肌肉已缩短、变紧、发僵。对其他运动来说,这也是很好的热身练习。

双膝触胸:仰面躺下,双膝弯曲,双脚平放在地板上。这次抓住两只大腿,轻轻地、缓慢地拉向胸部,尽可能靠近。同样,只拉到能感觉轻微的张力就可以了,并且不要弹回。保持这个姿势从 1 数到 10,然后放松。重复练习 4~5 次,然后进行下一个练习。

腰椎转动:仰面躺下,双膝弯曲,双脚平放在地板上,脚后跟尽量接触臀部。保持双膝并拢、双肩触地,缓慢地让双膝转动至身体右侧,

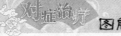

直至感到适度的张力。保持这个姿势从 1 数到 10,然后返回到起始位置。右侧转动练习 4~5 次,然后左侧转动练习 4~5 次。

十、腰痛

腰痛是以腰部一侧或两侧疼痛为主要症状的一种病症。引起腰痛的原因很多,比较常见的有肾虚、腰部骨质增生、骨刺、椎间盘突出症、腰椎肥大、椎管狭窄、椎管肿瘤、腰部骨折、腰部急慢性外伤或劳损、腰肌劳损、强直性脊柱炎等。

缓解腰痛的要穴:委中、印堂、昆仑。

1 委中

【定位】

在腘横纹中点, 当股二头肌腱与半腱肌肌腱的中间。图 144

【操作】

用中指按揉 20~30 次, 然后拨 20~30 次,再按揉 20~30 次。

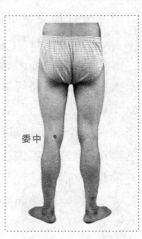

委中

图 144 委中

2 印堂

【定位】

在额部两眉头的中间。图
145

【操作】

用拇指按压穴位 1~2 分钟,
然后顺时针轻揉 20~30 次,力度
逐渐加重。

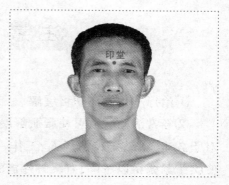

图 145 印堂

3 昆仑

【定位】

在足部外踝后方,当外踝尖与跟腱
之间凹陷处。图 146

【简易取穴】

当外踝尖与跟腱连线的中点取穴。

【操作】

用拇指按压穴位 2~3 分钟,然后再
顺时针轻揉 20~30 次。

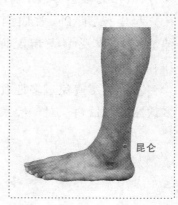

图 146 昆仑

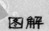

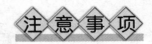

①治疗一次腰痛即可缓解。

②经常活动腰部可使腰肌舒展,促进局部肌肉的血液循环。所以对于久坐、久站工作的病人,工作一定时间后要适当活动一下腰部,使腰肌紧张得以解除,有缓解疼痛的作用。如可在室内行走,做一些腰部活动的体操等。

③运动:

腿操:仰卧,双手抱住右腿膝部,尽量屈髋,使大腿前沿贴紧腹部,然后放开右腿。连续做 5~10 次,再做左腿;然后双手同时抱紧双膝,同时贴近腹胸部,做 5~10 次。每晚 1 次,或晨起加做 1 次。

起坐操:仰卧,收腹坐起。注意不能用上肢帮助,下肢保持伸直, 次数视个人情况而定。本操还可起到减少腹部脂肪的作用。

④要注意避免过多地食用生冷寒湿的食物,即使在夏天,也不宜多饮冰冻的饮料。对于性寒滑的水果(如梨)也不宜一次进食太多。

十一、膝盖疼痛

常言道"人老腿先衰",年过四十岁的人,膝盖就开始由于老化而引起明显膝痛,站立、坐下、上下楼梯都感到吃力。太胖的女性常出现膝盖肿胀、积水、腿活动不便,有时大腿内侧也会痛。

缓解膝盖疼痛的要穴:曲池、委中、承山。

1 曲池

【定位】

在肘横纹外侧端,屈肘时当尺泽与肱骨外上髁连线中点。图147

【简易取穴】

仰掌屈肘成 45°,肘关节桡侧,肘横纹头为取穴部位。

【操作】

用拇指由轻到重按压 2 分钟,然后按揉 20~30 次。

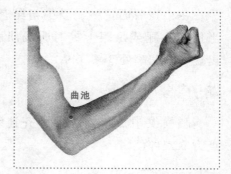

图 147　曲池

2 委中

【定位】

在腘横纹中点,当股二头肌腱与半腱肌肌腱的中间。图148

【操作】

用中指按揉 20~30 次,然后拨 20~30 次,再按揉 20~30 次。

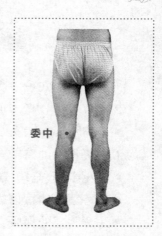

图 148　委中

3 承山

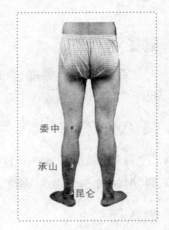

【定位】

在小腿后面正中，委中与昆仑之间，当伸直小腿或足跟上提时腓肠肌肌腹下出现尖角凹陷处。图 149

【简易取穴】

腘横纹中点至外踝尖平齐连线的中点为取穴部位。

【操作】

图 149　承山

用拇指按压穴位 2~3 分钟,然后提拿 10~20 次,再轻揉 20~30 次。

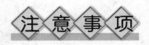

注 意 事 项

①刺激上述穴位一次即可缓解膝盖疼痛。

②日常生活注意事项。

● 走路不要走太久，当膝盖觉得不舒服时就应立即休息,"休息是为了走更长远的路"。

● 避免半蹲、全蹲或跪的姿势,如蹲马步。

● 保持理想体重以减轻膝盖的负担。

● 注意膝盖的保暖,可以穿长裤、护膝来保护膝盖。

● 少搬重物,少穿高跟鞋。

● 避免外伤及过度劳动。

③运动。

● 平躺的直腿抬举运动：平躺时缓慢抬举腿部，离地面约一尺高，且维持膝关节伸直，约持续 5 至 10 秒再缓慢放下，双腿轮流进行。每日做 2 次，每次 5 至 10 分钟。

● 坐姿的屈膝抬腿运动：坐在椅子上缓慢将膝关节由屈膝状态伸直，且维持伸直状态约 5 至 10 秒再缓慢放下，双腿轮流进行。每日 2 次，每次 5 至 10 分钟。

十二、小腿肚抽筋

许多人都有过在夜间睡眠过程中出现小腿抽筋的经历。小腿抽筋实际上是神经肌肉异常兴奋引起腿部肌肉或肌群痉挛，此时肌束的牵拉强度明显大于肌肉正常收缩时肌束的牵拉强度，因此，小腿抽筋时会有酸胀或比较剧烈的疼痛感觉。一般情况下，发作时可持续数秒或数十秒。夜间发作的小腿抽筋与疲劳、寒冷、低钙血症、血流因素等有关。

缓解小腿肚抽筋的要穴：承山、阳陵泉、孔最。

1 承山

【定位】

在小腿后面正中，委中与昆仑之间，当伸直小腿或足跟上提时腓肠肌肌腹下出现尖角凹陷处。图 150

【简易取穴】

腘横纹中点至外踝尖平齐连线的中点为取穴部位。

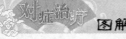

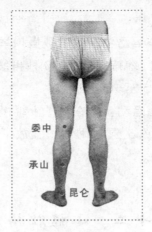

图 150　承山

【操作】

用拇指按压穴位 2~3 分钟,然后提拿 10~20 次,再轻揉 20~30 次。

2　阳陵泉

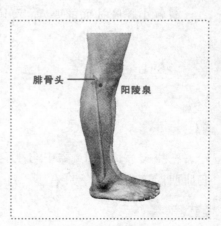

【定位】

在小腿外侧,当腓骨头前下方凹陷处。图 151

【操作】

用拇指按压穴位 2~3 分钟,然后按揉 20~30 次,再拨 20~30 次。

图 151　阳陵泉

3 孔最

【定位】

在前臂掌面桡侧，当尺泽与太渊连线上，腕横纹上 7 寸。图 152

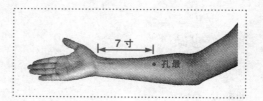

【操作】

用拇指按压穴位 2 分钟，然后按揉 20~30 次。

图 152　孔最

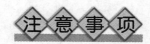

注 意 事 项

①刺激上述穴位即可缓解小腿肚抽筋。

②饮食：为预防小腿肚抽筋，平时应多吃些含钙食物，饮食中应该尽量避免高糖和含咖啡因的食物，因为高糖和咖啡因影响钙的吸收。

③保暖：注意下肢保暖，保持舒适温暖的睡眠环境，因为受凉容易诱发抽筋。

④锻炼：通过锻炼减少抽筋发生，每天被动牵扯腓肠肌 3 次，可以预防频繁发作的小腿肚抽筋。

十三、落枕

落枕或称失枕，是一种常见病，好发于青壮年，以冬春季多见。落枕的常见发病经过是入睡前并无任何症状，晨起后却感到项背部明显酸痛，颈部活动受限。这说明病起于睡眠之后，与睡枕及睡眠姿势有密切关系。

缓解落枕的要穴：列缺、后溪、大椎。

1 列缺

【定位】

在前臂桡侧缘，桡骨茎突上方，腕横纹上1.5寸，当肱桡肌与拇长展肌腱之间。图153

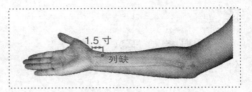

图 153　列缺

【简易取穴】

以两手虎口相交，一手示指压在另一手桡骨茎突上，示指尖所指凹陷处是穴。

【操作】

用拇指按压穴位2分钟，然后按揉20~30次。

2 后溪

【定位】

在手掌尺侧，微握拳，当小指本节(第5掌指关节)后的远侧掌横纹头赤白肉际。图154

【简易取穴】

仰掌,握拳,第5掌指关节后,有一皮肤皱襞突起,其尖端为取穴部位。

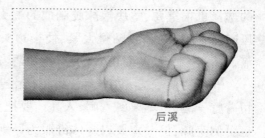

后溪

图154　后溪

【操作】

用拇指按压穴位 2~3 分钟,然后轻揉 20~30 次。

3　大椎

【定位】

在后正中线上,第7颈椎棘突下凹陷中。图155

【操作】

用拇指按压穴位 2~3 分钟,然后顺时针轻揉 20~30 次。

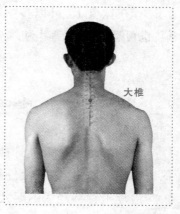

大椎

图155　大椎

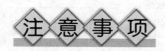

注意事项

①刺激上述穴位一次即可缓解落枕疼痛。

②选好枕头。一个适宜的枕头既不能太高也不宜太低,应掌握在 10~15 厘米为宜。枕头不能太宽太轻,柔软度以不易变形为度。枕芯

的选择也很重要,整块泡沫胶制成的枕头太富于弹性,当头的重量下压时,由于与泡沫胶贴得太紧,使半边头皮血流不畅,容易引发偏头痛。蒲绒、木棉、荞麦皮做枕芯,软硬适当,可以根据条件选用。

③睡姿要舒适。许多落枕患者是由于睡眠姿势不当引起的,不要扭着脖子睡,也不要趴着睡,入睡前要把头、颈、躯体放正。可仰卧睡,也可侧身睡,但一定要以身体舒服为原则。

④避免着凉。根据天气的变化增减衣服,尤其要当心夏季室内的电扇、空调,冷风不宜直接吹向头颈部。睡眠状态下新陈代谢下降,室温不宜太低,避免着凉。

⑤经常进行头颈部功能锻炼,坚持颈部、上臂的各种运动;工作间隙可以做做广播操,并向各个方向扭扭脖子、转转头。

⑥在饮食上,可以多吃骨头汤、牛奶和豆制品,以及新鲜绿叶蔬菜,也可适当服用钙片和维生素 B、维生素 C。

十四、坐骨神经痛

坐骨神经痛是指坐骨神经病变,沿坐骨神经通路,即腰、臀部、大腿后侧、小腿后外侧和足外侧发生的疼痛症状群。

治疗坐骨神经痛的要穴:阳陵泉、殷门、委中。

1 阳陵泉

【定位】

在小腿外侧,当腓骨头前下方凹陷处。图 156

【操作】

用拇指按压穴位 2~3 分钟,然后按揉 20~30 次,再拨 20~30 次。

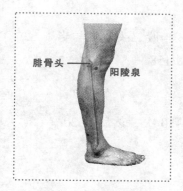

图 156 阳陵泉

❷ 殷门

【定位】

在大腿后面,当承扶与委中连线上,承扶下 6 寸。图 157

【简易取穴】

取臀后横纹中点与腘横纹中点连线之中点,由此往上 1 横指处为取穴部位。

【操作】

用拇指按压穴位 2~3 分钟,然后由上向下搓,再按揉 20~30 次。

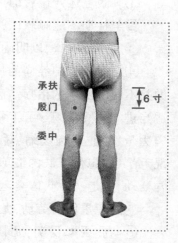

图 157 殷门

3 委中

【定位】

在腘横纹中点，当股二头肌腱与半腱肌肌腱的中间。图 158

【操作】

用中指按揉 20~30 次，然后拨 20~30 次，再按揉 20~30 次。

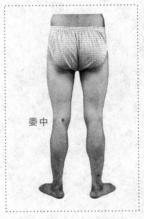

图 158　委中

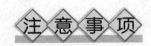

①刺激上述穴位后即可减轻疼痛症状。

②急性期不能睡软床，否则会加重病情。

③进一步检查，以明确病因，并积极配合病因治疗。

④患有坐骨神经痛的病人常常因为害怕疼痛而减少活动，这样做并不利于疾病的治疗。患坐骨神经痛后，只要不在急性期内，仍要适当进行体育锻炼，可以帮助解决运动障碍，增大活动范围，增强肌肉力量，防止肌肉萎缩，矫正不良姿势，增强体质，改善全身健康状况。尤其是患侧下肢的锻炼更为必要。家人也应鼓励病人尽早恢复正常活动，慢走、慢跑、球类运动都可以进行。

⑤避免重体力劳动，尤其是搬重物或弯腰捡东西的动作应避免。

⑥防止受寒受潮，尤其在运动出汗以后不可受凉，应保持干燥，不能久坐或躺卧于凉湿地面。

第四章 常见病症治疗要穴图解

一、感冒

感冒临床表现以鼻塞、咳嗽、头痛、恶寒发热、全身不适为其特征。全年均可发病，尤以春季多见。

治疗感冒要穴：合谷、孔最、迎香、鱼际。

1 合谷

【定位】

在手背第1、2掌骨间，当第2掌骨桡侧的中点处。图159

【简易取穴】

以一手的拇指掌面指关节横纹，放在另一手的拇、示指的

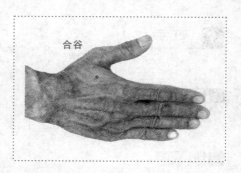

图 159 合谷

指蹼缘上，屈指当拇指尖尽处为取穴部位。图160

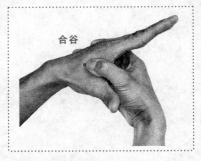

合谷

图160 合谷简易取穴

【操作】

用拇指按压穴位 2 分钟，然后轻揉 20~30 次。

2 孔最

【定位】

在前臂掌面桡侧，当尺泽与太渊连线上，腕横纹上 7 寸。图161

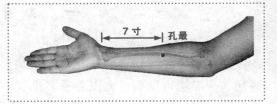

7寸 孔最

图161 孔最

【操作】

用拇指按压穴位 2 分钟，然后按揉 20~30 次。

3 迎香

【定位】

在鼻翼外缘中点旁开 0.5 寸，鼻唇沟中。图162

【操作】

用中指按压穴位 2 分钟，然后轻揉 20~30 次。

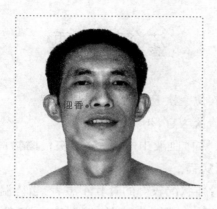

图 162 迎香

1 鱼际

【定位】

在手拇指本节(第 1 掌指关节)后凹陷处,约当第 1 掌骨中点桡侧,赤白肉际处。图 163

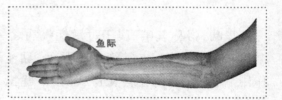

图 163 鱼际

【操作】

用拇指按压穴位 2 分钟,然后轻揉 20~30 次。

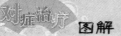
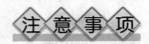

①刺激上述穴位一次,感冒症状可以缓解。

②饮食应以清淡为宜,不吃油腻食物。

③多喝开水,稀释血液中的毒素,加快代谢物的排泄,从而减轻感冒的症状,缩短病程。

④对于一般身体状况较好的青壮年患者,当体温高于 38.5~39.0℃时,可给予物理降温,如:温水擦浴法、冷湿敷法、酒精擦浴法等。

⑤保持身心愉快,充分保证充足的睡眠及休息,有助于病情迅速恢复。

二、哮喘

哮喘,俗称气喘,属于过敏性疾病之一,发作时,支气管受到刺激后会引起收缩、支气管黏膜肿大,黏液分泌过多,经过一连串的作用后,支气管内径会变得狭窄,喉咙出现哮鸣音、呼吸困难等症状。

哮喘的诱因有多种,灰尘及花粉等异物、感冒症状群及支气管炎等呼吸器官感染症,此外,温度的变化及精神压力也是引起此病的诱因。

缓解哮喘症状的要穴:孔最、太渊、丰隆。

1 孔最

【定位】

前臂掌面桡侧，当尺泽与太渊连线上，腕横纹上 7 寸。图 164

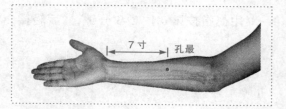

图 164 孔最

【操作】

用拇指按压穴位 2 分钟，然后按揉 20~30 次。

2 太渊

【定位】

在腕掌侧横纹桡侧桡动脉搏动处。图 165

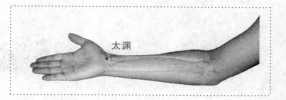

图 165 太渊

【操作】

用拇指按压穴位上，由轻到重按压 2 分钟，然后轻揉 20~30 次。

3 丰隆

【定位】

在小腿前外侧，当外踝尖上 8 寸，条口穴外侧，距胫骨前缘 2 横

指(中指)。图166

【操作】

用拇指按压穴位 2~3 分钟,然后轻揉 20~30 次。

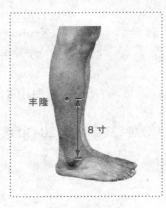

图 166　丰隆

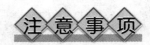

①刺激穴位有缓解症状作用,可作为哮喘的辅助治疗。

②居住环境勿太潮湿。尽量避免去通风不良的公共场所。

③避免接触易造成发作的过敏原:如花粉、灰尘、地毯,避免吸入有异味的气体。

④平时保证适度的运动与休息。维持均衡饮食,保持心情平静,避免生气、愤怒、焦虑、紧张等不良情绪。

⑤最好与家人同住,以防发作时无人协助就医而有致命危险。外出时携带疾病说明卡,以备发作时,他人知此情况,可协助立即送医救治。

⑥按时门诊治疗,并依照医师指示服药。如遇感冒,不要擅自停

用气喘药物;气喘发作时,切勿强制忍耐,必须尽早就医,以防发生生命危险。

⑦如遇有下列情况时,应立即治疗:上呼吸道感染、流行性感冒、发烧、半夜咳嗽严重至影响睡眠。

三、咳嗽、痰多

因外感六淫,脏腑内伤,影响于肺所致有声有痰之证。

缓解咳嗽、痰多症状的要穴:太渊、孔最、尺泽、三阴交。

1 太渊

【定位】

在腕掌侧横纹桡侧桡动脉搏动处。图167

【操作】

用拇指按压穴位上,由轻到重按压2分钟,然后轻揉20~30次。

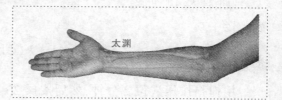

图167　太渊

2 孔最

【定位】

在前臂掌面桡侧,当尺泽与太渊连线上,腕横纹上7寸。图168

【操作】

用拇指按压穴位 2 分钟,然后按揉 20~30 次。

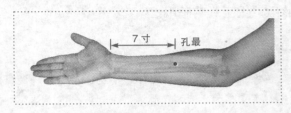

图 168　孔最

3　尺泽

【定位】

在肘横纹中,肱二头肌腱桡侧凹陷处。图 169

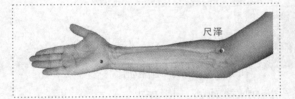

图 169　尺泽

【操作】

用拇指按压穴位 2 分钟,然后按揉 20 次。

4　三阴交

【定位】

在小腿内侧,当足内踝尖上 3 寸,胫骨内侧缘后方。图 170

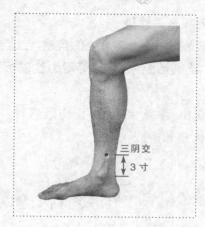

图 170 三阴交

【简易取穴】

以手4指并拢，小指下边缘紧靠内踝尖上，示指上缘所在水平线在胫骨后缘的交点，为取穴部位。图171

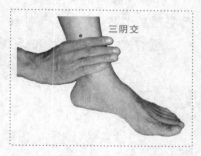

【操作】

用拇指按压穴位2~3分钟，然后轻揉20~30次。

图 171 三阴交简易取穴

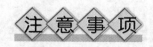

注 意 事 项

①穴位治疗法治疗一次咳嗽症状可以缓解。

②保持环境空气清洁，避免香烟、煤烟、尘埃、寒冷空气等刺激性气体和过敏原。避免在人群密集或空气不流通的公共场所活动。

③及时诊治上呼吸道感染。

④加强体育锻炼,增加呼吸系统的抗病能力,在空气新鲜的场所进行慢跑或散步。特别是游泳、长跑等耐力性锻炼对提高肺功能具有重要作用。

⑤注意季节变化,注意保暖,防止伤风感冒;不吸烟并避免被动吸烟;保持适当的休息和睡眠。

四、多汗

多汗即汗腺分泌过多。多汗症并非疾病,而是交感神经过度亢奋,但往往因此症状造成学习、工作或社交的困扰,严重时可就医治疗。有多汗倾向的人手掌大多时候都是湿答答的,而长期潮湿的手部容易造成脱皮,更是有碍观瞻。

缓解多汗症状的要穴:涌泉、太渊、通里。

1 涌泉

【定位】

在足底部,卷足时足前部凹陷处,约当足底第 2、3 趾趾缝纹头端与足跟连线的前 1/3 与后 2/3 交点上。图 172

【操作】

用拇指按压穴位 2~3 分钟,然后用拇指搓 10~20 次,再用拇指按揉 20~30 次。

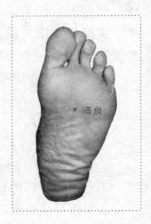

图 172　涌泉

２ 太渊

【定位】

在腕掌侧横纹桡侧桡动脉搏动处。图173

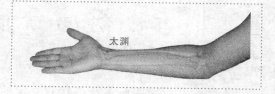

图173 太渊

【操作】

用拇指按压在穴位上,由轻到重按压2分钟,然后轻揉20~30次。

３ 通里

【定位】

在前臂掌侧,当尺侧腕屈肌的桡侧缘,腕横纹上1寸。图174

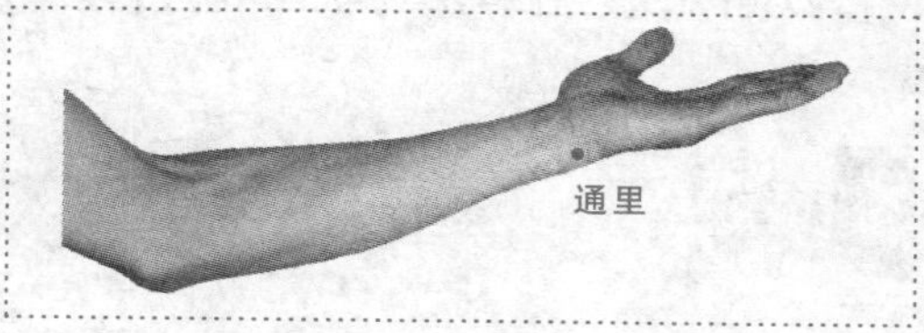

【简易取穴】

仰掌,将尺骨小头分成两等份,平尺骨小头的中部,尺侧腕屈肌腱的桡侧,是为取穴部位。

图174 通里

【操作】

用拇指按压穴位2~3分钟,然后轻揉20~30次。

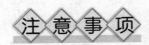

注意事项

①刺激穴位对缓解多汗症状有一定的效果。

②保持平静心态,消除恼怒、焦虑等不良情绪。

③平日可多食百合、山药、莲子、薏米、芡实、赤小豆等。忌食油腻辛辣及烧、烤、煎、炸食物。戒除烟酒。

④常用冷热水交换法洗浴,注意个人卫生,勤换内衣、鞋袜。

五、鼻塞、流鼻涕

感冒、鼻炎、鼻息肉等均可引起鼻塞、流鼻涕症状。

缓解鼻塞、流鼻涕症状的要穴:迎香、合谷、足三里。

1 迎香

【定位】

在鼻翼外缘中点旁开 0.5 寸,鼻唇沟中。图 175

【操作】

用中指按压穴位 2 分钟,然后轻揉 20~30 次。

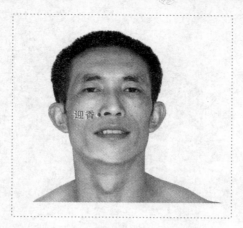

图 175　迎香

2　合谷

【定位】

在手背第 1、2 掌骨间，当第 2 掌骨桡侧的中点处。图 176

【简易取穴】

以一手的拇指掌面指关节横纹，放在另一手的拇、示指的指蹼缘上，屈指当拇指尖尽处为取穴部位。图 177

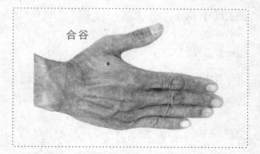

图 176　合谷

【操作】

用拇指按压穴位 2 分钟，然后轻揉 20~30 次。

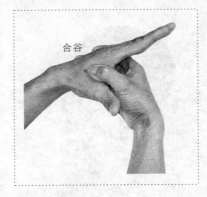

图 177　合谷简易取穴

3　足三里

【定位】

屈膝，当犊鼻下 3 寸，距胫骨前缘 1
横指(中指)。图 178

【操作】

用拇指按压穴位 2~3 分钟,然后轻揉
20~30 次。

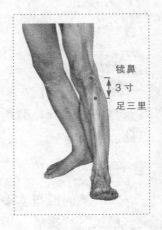

图 178　足三里

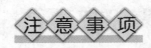

① 按摩刺激上述穴位,可减轻鼻塞、流鼻涕症状。
② 平时加强身体锻炼,增强机体抵抗力。

六、过敏性鼻炎

过敏性鼻炎(变态反应性鼻炎)主要是受到天气变冷、多风、粉尘、某些植物花粉、螨虫、宠物毛等影响而诱发,尤其是过敏性体质者更容易发作。喷嚏、鼻痒、流涕和鼻堵是最常见的四大症状。

缓解过敏性鼻炎症状的要穴:合谷、印堂、外关。

1 合谷

【定位】

在手背第 1、2 掌骨间,当第 2 掌骨桡侧的中点处。图 179

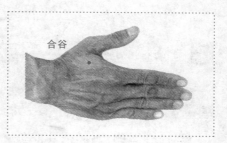

图 179　合谷

【简易取穴】

以一手的拇指掌面指关节横纹,放在另一手的拇、示指的指蹼缘上,屈指当拇指尖尽处为取穴部位。图 180

【操作】

用拇指按压穴位 2 分钟,然后轻揉 20~30 次。

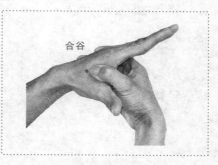

图 180　合谷简易取穴

❷ 印堂

❀【定位】

在额部两眉头的中间。图181

❀【操作】

用拇指按压穴位 1~2 分钟，然后顺时针轻揉 20~30 次，力度逐渐加重。

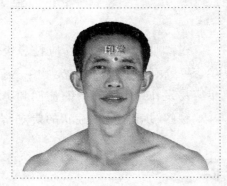

图 181　印堂

❸ 外关

❀【定位】

在前臂背侧，当阳池与肘尖的连线上，腕背横纹上 2 寸，尺骨与桡骨之间。图182

❀【操作】

用拇指按压穴位 2~3 分钟，然后轻揉 20~30 次。

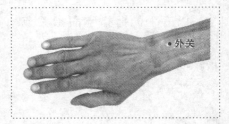

图 182　外关

注 意 事 项

①刺激穴位,可以立即缓解症状。

②坚持体育锻炼,可选择医疗保健操、太极拳、五禽戏、打乒乓球、舞剑等项目,持之以恒,能增强体质,提高机体的抗病能力。

③从夏季开始,可以尝试用冷水洗面,增强耐寒能力。

④勤做鼻子保健操。

用两手食指和中指同时按摩眼内角鼻梁处,由上到下为 1 次,共80 次。

用两手的中指揉按鼻翼两旁约 1 厘米处, 作旋转状按摩, 共70 次。

两手食指、中指、无名指同时按摩眉心中央,然后沿眉毛向外按摩到两侧太阳穴,共 60 次。

以上保健操可随时做,或早、中、晚各 1 次,能有效防止鼻炎的发生,改善病情。

⑤不吃刺激性的食物。

七、耳鸣

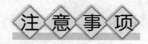

耳鸣是患者耳内或头内有声音的主观感觉, 因听觉机能紊乱而引起。由耳部病变引起的耳鸣常与耳聋或眩晕同时存在。

缓解耳鸣症状的要穴:听会、百会、翳风、下关。

1 听会

【定位】

在面部，当耳屏间切迹的前方，下颌骨髁突的后缘，张口有凹陷处。图183

【简易取穴】

先取听宫穴，由听宫穴直下，耳屏前下凹陷处，与耳屏间切迹相平，该处张口时有一凹陷，闭口时则关闭,此处为取穴部位。

【操作】

两手中指分别按压两个听会穴 2~3 分钟，然后向上轻揉 20~30 次。

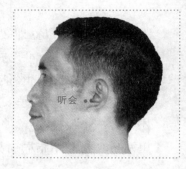

图 183　听会

2 百会

【定位】

在头部，前发际正中直上 5 寸或两耳尖直上连线的中点处。图184

【操作】

用拇指或示指,首先轻轻按压,逐

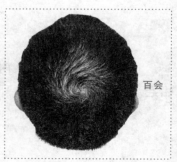

图 184　百会

渐加重(不宜过重),每次 2~3 分钟,然后再轻揉 20~30 次。

3 翳风

【定位】

在耳垂后方,乳突与下颌角之间的凹陷处。图 185

【简易取穴】

将耳垂向后按于头侧部,耳垂的边缘为取穴部位。

【操作】

用中指按压穴位 2~3 分钟,然后轻揉 20~30 次。

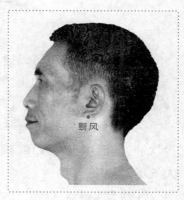

图 185 翳风

4 下关

【定位】

在面部耳前方,当颧弓与下颌切迹所形成的凹陷中。图 186

【操作】

用中指按压穴位 1~2 分钟,然后轻揉 20~30 次。

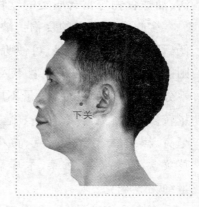

图 186 下关

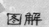

注意事项

①刺激以上穴位可以改善耳鸣症状。

②要有乐观豁达的生活态度。一旦有耳鸣,不要过度紧张,及时接受医生的诊治。

③避免在强噪声环境下长时间逗留或过多地接触噪声。少吸烟、少饮酒,生活作息有规律,睡眠时间不宜过长(中青年 7~8 小时,老年人 6 小时睡眠即可)。

④饮食要求:

减少脂肪的摄入:大量摄入脂类食物,会使血脂增高,血液黏稠度增大,引起动脉硬化。内耳对供血障碍最敏感,出现血液循环障碍时,会导致听神经营养缺乏,从而产生耳聋。中年人每日脂肪总摄入量应控制在大约 40 克,少吃各种动物内脏、肥肉、奶油、蛋黄、鱼子酱、油炸食物等富含脂类的食物。

多吃含铁丰富的食物:缺铁易使红细胞变硬,运输氧的能力降低,耳部养分供给不足,可使听觉细胞功能受损,导致听力下降。补铁则能有效预防和延缓中老年人耳鸣、耳聋的发生。45 岁以上的人群不分男女,每天铁的摄入量不应少于 12 毫克。常用食品中紫菜含铁量较多,每百克紫菜含 46.8 毫克铁,虾皮含 16.5 毫克、海蜇皮含 17.6 毫克、黑芝麻含 26.3 毫克、黄花菜含 12.6 毫克、黑木耳含 11.9 毫克、苋菜含 10.5 毫克,香菜、木耳菜含铁量仅次于苋菜,豆制品平均含铁量约为 5 毫克。

多食含锌食物:导致中老年人耳鸣、耳聋的因素很多,缺锌也是一个重要原因。耳蜗内锌的含量大大高于其他器官。而 60 岁以上的老年人耳蜗内锌的含量明显降低,影响耳蜗的功能而导致听力减退。日常饮食应多吃含锌丰富的食物,如鱼、牛肉、鸡肉、鸡蛋、各种海产品、苹果、橘子、核桃、黄瓜、西红柿、白菜、萝卜。

常吃有活血作用的食物:活血化瘀能扩张血管,改善血液黏稠度,有利于保持耳部小血管的正常微循环。可常食用黑木耳、韭菜、红葡萄酒、黄酒等。

养成喝牛奶的习惯:牛奶中几乎含所有已知的维生素,包括维生素 A、维生素 D、维生素 B_1、维生素 B_2、维生素 B_6、维生素 B_{12}、维生素 E 和胡萝卜素。

八、嘴唇干裂

秋风乍起的时候,空气湿度低,风沙大,不少人经常发生口唇干裂,嘴角裂口出血、疼痛,连说笑和吃饭都受到影响。

有些人为了滋润嘴唇,喜欢用舌头去舔,其实这对嘴唇是有害无益的,因为舔唇只能带来短暂的湿润,当这些唇部水分蒸发时会带走嘴唇内部更多的水分,使嘴唇陷入"干—舔—更干—再舔"的恶性循环中,结果是越舔越痛,越舔越裂。此外,唾液里面含有淀粉酶等物质,风一吹,水分蒸发时,淀粉酶就会粘在唇上,引起深部结缔组织的收缩,唇黏膜发皱,干燥得更厉害。严重时还会造成嘴唇感染、肿胀。

缓解嘴唇干裂的要穴:合谷、足三里、颊车。

1 合谷

【定位】

在手背第 1、2 掌骨间,当第 2 掌骨桡侧的中点处。图 187

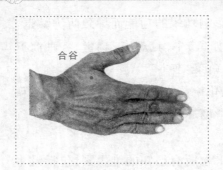

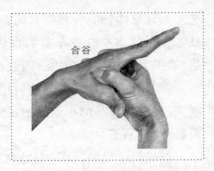

图 187　合谷　　　　　　图 188　合谷简易取穴

【简易取穴】

以一手的拇指掌面指关节横纹，放在另一手的拇、示指指蹼缘上，屈指当拇指尖尽处为取穴部位。图 188

【操作】

用拇指按压穴位 2 分钟，然后轻揉 20~30 次。

2　足三里

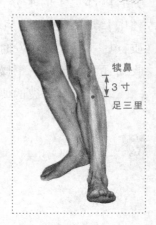

【定位】

屈膝，当犊鼻下 3 寸，距胫骨前缘 1 横指（中指）。图 189

【操作】

用拇指按压穴位 2~3 分钟，然后轻揉20~30 次。

图 189　足三里

3 颊车

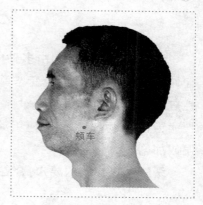

【定位】

在面颊部,下颌角上方约 1 横指(中指),按之凹陷处。图 190

【操作】

用拇指按压穴位 2 分钟,力度由轻到重,然后再轻揉 20~30 次。

颊车

图 190 颊车

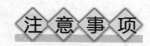

注 意 事 项

①按摩刺激以上穴位后,嘴唇干裂处即有滋润感。

②多吃新鲜蔬菜,如黄豆芽、油菜、白菜、白萝卜等,以增加 B 族维生素的摄取。

③及时补充足量水分,充足的饮水量对于人体机能的均衡有很大帮助,能有效防止嘴唇干裂。

④无论男女,都应使用护唇膏来呵护双唇,尽量选择添加刺激性成分少的无色唇膏。过敏体质的人,用棉签将香油或蜂蜜涂抹到嘴唇上,也能起到很好的保湿作用。

⑤尽量避免风吹日晒等外界刺激,可以采取戴口罩的办法来防护。

⑥纠正舔唇、咬唇等不良习惯。

九、湿疹

湿疹是一种常见的由多种内外因素引起的表皮及真皮浅层的炎症性皮肤病，一般认为与变态反应有一定关系。也是一种过敏性炎症性皮肤病。以皮疹多样性、对称分布、剧烈瘙痒反复发作、易演变成慢性病为特征。可发生于任何年龄、任何部位、任何季节，但常在冬季复发或加剧。

缓解湿疹症状的要穴：合谷、血海、风市。

1 合谷

【定位】

在手背第 1、2 掌骨间，当第 2 掌骨桡侧的中点处。图 191

【简易取穴】

以一手的拇指掌面指关节横纹，放在另一手的拇、示指指蹼缘上，屈指当拇指尖尽处为取穴部位。图 192

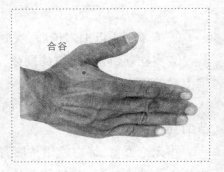

图 191　合谷

【操作】

用拇指按压穴位 2 分钟，然后轻揉 20~30 次。

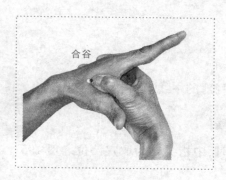

图 192　合谷简易取穴

2　血海

【定位】

　　屈膝,在大腿内侧,髌底内侧端上2寸,当股四头肌内侧头的隆起处。图193

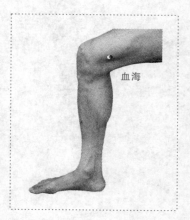

【简易取穴】

　　坐位,屈膝成 90°,施术者立于受术者对面,用左手掌心对准右髌骨中央,手掌伏在其膝盖上,拇指尖所指处为取穴部位。

图 193　血海

【操作】

　　用拇指按压穴位 2~3 分钟,然后轻揉 20~30 次。

3 风市

【定位】

在大腿外侧部的中线上,当腘横纹上7寸。图194

【简易取穴】

直立垂手时,中指尖处为取穴部位。图195

【操作】

用拇指按压穴位2~3分钟,然后再用拇指按揉20~30次。

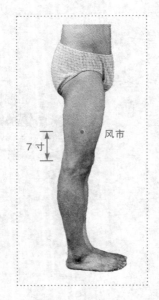

图194 风市

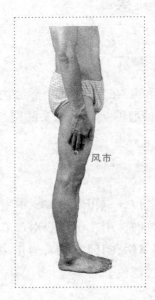

图195 风市简易取穴

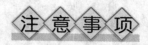

注 意 事 项

①刺激以上穴位,可以改善皮肤搔痒等症状。

②尽可能避免各种可疑致病因素,如热水洗烫、过多使用肥皂、用力搔抓及外用药不当等。

③生活上注意避免精神紧张、过度劳累,食物中勿食辣椒、鱼、虾、蟹或浓茶、咖啡、酒类,衣被不宜用丝、毛及化纤等制品。

④平时保持大便通畅,睡眠充足,冬季注意皮肤清洁及润泽。

十、腹泻

腹泻是一种常见症状,是指排便次数明显超过平日习惯的频率,粪质稀薄,水分增加,或含未消化食物或脓血、黏液。腹泻常伴有排便急迫感、肛门不适、失禁等症状。

缓解腹泻症状的要穴:水分、中脘、三阴交、足三里。

1 水分

【定位】

在上腹部前正中线上,当脐中上1寸。图196

【操作】

用中指按压穴位1~2分钟,然后用掌轻揉20~30次。

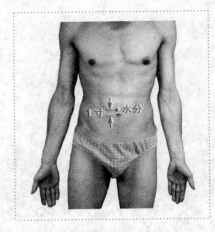

图 196　水分

2　中脘

【定位】

在上腹部前正中线上，当脐中上 4 寸。图 197

【操作】

用中指或掌根按压穴位 1~2 分钟，然后用掌按摩 20~30 次，最后用掌根推至脐下，反复 10~20 次。

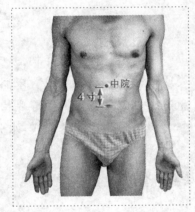

图 197　中脘

3　三阴交

【定位】

在小腿内侧,当足内踝尖上 3 寸,胫骨内侧缘后方。图 198

【简易取穴】

以手 4 指并拢,小指下边缘紧靠内踝尖上,示指上缘所在水平线与胫骨后缘的交点,为取穴部位。图 199

【操作】

用拇指按压穴位 2~3 分钟,然后轻揉 20~30 次。

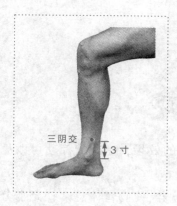

图 198　三阴交

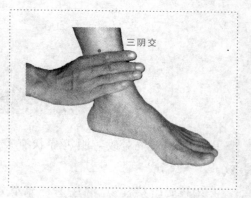

图 199　三阴交简易取穴

4　足三里

【定位】

屈膝,当犊鼻下 3 寸,距胫骨前缘 1 横指(中指)。图 200

❋【操作】

用拇指按压穴位 2~3 分钟,然后轻揉 20~30 次。

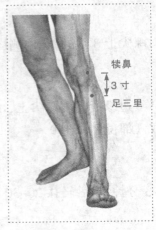

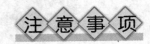

图 200　足三里

注 意 事 项

①刺激穴位对改善腹泻症状有较好的效果,一次治疗就可以见效。

②必要时禁食,点滴注射补充水分营养,使肠胃休息。补充水分及电解质以维持平衡,依医师指示及腹泻程度而定,可食用葡萄糖水及食盐水。按医师指示服药以控制病情。

③注意大便颜色、性质、量、次数等,以提供医师参考。

④多卧床休息,保持环境安静,可使肠蠕动减慢,减轻腹泻现象。

⑤腹泻症状减轻时,应少量多餐,进食低纤维、低油脂之温和食物。

⑥每次排便后应用柔软的卫生纸擦拭,最好在每次排便后用热毛巾擦拭肛门或温水坐浴,以增加舒适感。

第五章 慢性病治疗要穴图解

一、高血压

收缩压≥140mmHg 和（或）舒张压≥90mmHg 即诊断为高血压。
治疗高血压的要穴：合谷、阳溪、少海、百会。

1 合谷

【定位】

在手背第 1、2 掌骨间，当第 2 掌骨桡侧的中点处。图 201

【简易取穴】

以一手的拇指掌面指关节横纹，放在另一手的拇、示指指蹼缘上，屈指当拇指尖尽处为取穴部位。图 202

【操作】

用拇指按压穴位 2 分钟，然后轻揉 20~30 次。

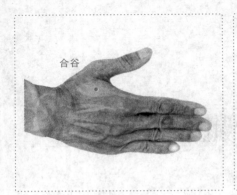

图 201　合谷

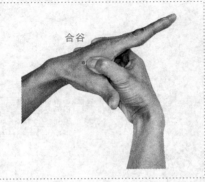

图 202　合谷简易取穴

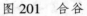 **阳溪**

【定位】

在腕背横纹桡侧,手拇指向上翘起时,当拇短伸肌腱和拇长伸肌腱之间的凹陷中。图 203

【简易取穴】

拇指向上翘起,腕横纹前露出两条筋,即拇长伸肌腱和拇短伸肌腱,两筋与腕骨、桡骨茎突所形成的凹陷为取穴部位。

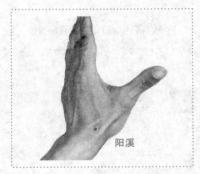

图 203　阳溪

【操作】

用拇指按压穴位 2 分钟,然后轻揉 20~30 次。

3 少海

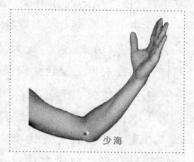

图 204 少海

【定位】

屈肘，在肘横纹内侧端与肱骨内上髁连线的中点。图 204

【简易取穴】

屈肘肘横纹尺侧端。

【操作】

用拇指按压穴位 2~3 分钟，然后轻揉 20~30 次。

4 百会

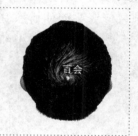

图 205 百会

【定位】

在头部,前发际正中直上 5 寸或两耳尖直上连线的中点处。图 205

【操作】

用拇指或示指首先轻轻按压，逐渐加重(不宜过重),每次 2~3 分钟,然后再轻揉 20~30 次。

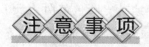

注 意 事 项

①刺激以上穴位可以使血压保持稳定。

②保持心情舒畅,避免情绪波动。人在大喜或大悲时,交感神经

就会兴奋,使心跳加速,外周血管阻力增加,舒张压明显上升,如此反复多次、长时期的血压升高,最终形成高血压病。

③生活要有规律。有规律的生活对预防高血压病非常重要,要做到有劳有逸,劳逸适度。每天要保持 7~9 小时的睡眠时间和 1~2 小时的体育活动时间。做到饮淡茶、不吸烟、少饮酒(可饮少量白葡萄酒)。

④合理饮食,避免肥胖。平日要注意避免过量进食,以清淡为主,尽量少吃或不吃肥甘厚味之品。烹饪时要控制食盐的用量,每天用量以 4~6 克为宜。补充含钙丰富的食物如牛奶、虾皮、萝卜、蜂蜜等,因为钙剂具有降低血压之功效。

⑤参加体育运动。实践证实,适当的参加体育运动,能舒筋活络、畅通气血,对预防高血压病有一定的作用。可根据自身及周围环境的状况,选择快步走、慢跑、打太极拳、练剑、游泳、打乒乓球等。做每一项运动,都要注意运动量适度,循序渐进,持之以恒,方能见效。

⑥常听音乐。优美的音乐能使人心情舒畅,大脑放松,从而避免因过度紧张而使血压升高,预防发生高血压病。

⑦积极配合医生的治疗。

二、低血压

一般认为,成人动脉血压<90/60mmHg 为低血压 (老年人动脉血压<100/60mmHg 即为低血压)。低血压的轻微症状有:头晕、头痛、食欲缺乏、消化不良、疲劳、脸色苍白、晕车船等;严重症状包括:直立性眩晕、四肢冷、心悸、呼吸困难、共济失调、发音含糊,甚至昏厥或需长期卧床。

治疗低血压的要穴:神门、大陵、中渚、阴陵泉。

1 神门

【定位】

在腕部,腕掌侧横纹尺侧端,尺侧腕屈肌腱的桡侧凹陷中。图 206

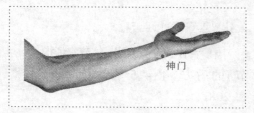

图 206　神门

【简易取穴】

仰掌,豌豆骨(手掌小鱼际肌近腕部有一突起圆骨)的桡侧,掌后第 1 横纹上,尺侧腕屈肌肌腱的桡侧缘。

【操作】

用拇指按压穴位 2~3 分钟,然后轻揉 20~30 次。

2 大陵

【定位】

在腕横纹的中点处,当掌长肌腱与桡侧腕屈肌腱之间。图 207

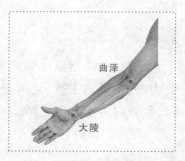

图 207　大陵

【简易取穴】

仰掌,微屈腕关节,掌长肌腱与桡侧腕屈肌腱之间。

【操作】

用拇指按压穴位 2~3 分钟,然后轻揉 20~30 次。

3 中渚

【定位】

在手背部,当环指本节(掌指关节)的后方,第4、5掌骨间凹陷处。图 208

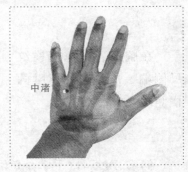

图 208 中渚

【操作】

用拇指按压穴位 2~3 分钟,然后轻揉 20~30 次。

4 阴陵泉

【定位】

在小腿内侧,胫骨内侧踝后下方凹陷处。图 209

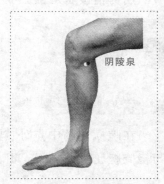

图 209 阴陵泉

【简易取穴】

坐位,用拇指沿小腿内侧骨内缘(胫骨内侧)由下向上推,至拇指抵膝关节下时,胫骨向内上弯曲之凹陷为取穴部位。

【操作】

用拇指按压穴位 2~3 分钟,然后按揉 20~30 次。

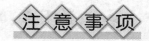

①刺激以上穴位对调整血压有较好的效果。

②晚上睡觉时将头部垫高,可减轻低血压症状。

③锻炼身体,增强体质。平时养成运动的习惯,均衡饮食,培养开朗的个性,保证足够的睡眠,有规律的生活。

④早上起床时,应缓慢地改变体位,防止血压突然下降;起立时不能突然,要缓缓而起;肢体屈伸动作不要过猛过快,例如提起、举起重物或排便后起立动作都要慢些。洗澡水温度不宜过热、过冷,因为过热可使血管扩张而降低血压,过冷会刺激血管而增高血压。常淋浴以加速血液循环,或以冷水、温水交替洗足。对有下肢血管曲张的老年人尤宜穿用有弹性的袜子、紧身裤或绷带,以加强静脉回流。体格瘦小者应每天多喝水以便增加血容量。

⑤不要在闷热或缺氧的环境中站立过久,以减少发病。低血压患者轻者如无任何症状,无需药物治疗。重者伴有明显症状则必须给予积极治疗,改善症状,防止严重危害发生。

⑥加强营养,荤素兼吃,合理搭配膳食,保证摄入全面充足的营养物质。多食补气血、温补脾肾的食物,如莲子、桂圆、大枣、桑椹等果品具有养心益血、健脾补脑之力,可常食用。人参炖瘦肉、当归煲羊肉、田七炖鸡等补品对低血压患者均十分有益。多喝汤,多饮水,增加盐分摄入。

三、胃下垂

站立时，胃的下缘达盆腔，胃小弯弧线最低点降至髂嵴连线以下，称为胃下垂。本病的发生多是由于膈肌悬吊力不足，肝胃、膈胃韧带功能减退而松弛，腹内压下降及腹肌松弛等因素，加上体形或体质等因素，使胃呈极底低张的鱼钩状，即为胃下垂所见的无张力型胃。

轻度胃下垂者一般无症状，重度下垂者有上腹不适、饱胀感，饭后症状明显，伴恶心、嗳气、厌食、便秘等，有时腹部有深部隐痛感，常于餐后、站立及劳累后加重。长期胃下垂者常有消瘦、乏力、站立性昏厥、低血压、心悸、失眠、头痛等症状。

治疗胃下垂的要穴：足三里、中脘、三阴交、百会。

1 足三里

【定位】

屈膝，当犊鼻下 3 寸，距胫骨前缘 1 横指（中指）。图 210

【操作】

用拇指按压穴位 2~3 分钟，然后轻揉 20~30 次。

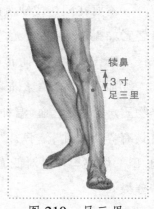

犊鼻
3 寸
足三里

图 210　足三里

2 中脘

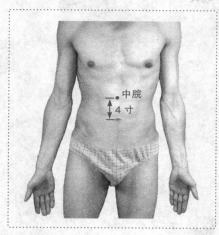

图 211 中脘

【定位】

在上腹部前正中线上，当脐中上 4 寸。图 211

【操作】

用中指或掌根按压穴位 1~2 分钟，然后用掌按摩 20~30 次，最后用掌根推至脐下，反复 10~20 次。

3 三阴交

【定位】

在小腿内侧,当足内踝尖上 3 寸,胫骨内侧缘后方。图 212

【简易取穴】

以手 4 指并拢,小指下边缘紧靠内踝尖上,示指上缘所在水平线与胫骨后缘的交点,为取穴部位。图 213

【操作】

用拇指按压穴位 2~3 分钟,然后轻揉 20~30 次。

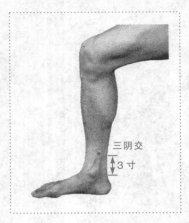

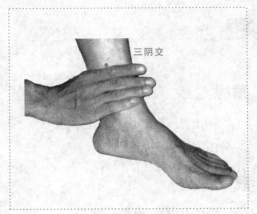

图 212　三阴交　　　　　　　图 213　三阴交简易取穴

4 百会

【定位】

在头部，前发际正中直上 5 寸或两耳尖直上连线的中点处。图 214

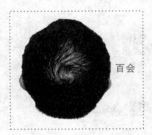

图 214　百会

【操作】

用拇指或示指首先轻轻按压，逐渐加重(不宜过重)，每次 2~3 分钟，然后再轻揉 20~30 次。

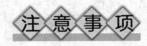

注意事项

①刺激上述穴位对治疗胃下垂有较好的效果。

②避免暴饮暴食。选用的食品应富有营养，容易消化，但体积要

小。高能量、高蛋白、高脂肪食品要适当多于蔬菜水果,以求增加腹部脂肪积累而上托胃体。减少食量,但要增加餐次,以减轻胃的负担。

③不宜久站和剧烈跳动。饭后宜半平卧半小时。

④卧床宜头低脚高,可以在床脚下垫高两块砖头。

四、胃溃疡

胃溃疡常见的临床表现有局限于上腹部的腹痛,可归纳为局限性、缓慢性和节律性。胃溃疡的局限性疼痛多位于剑下正中或偏左;起病多缓慢,病程长达数年或数十年;疼痛多在餐后半小时~2小时发作,经1~2小时胃排空后缓解,其规律是进食→疼痛→缓解。

缓解胃溃疡症状的要穴:中脘、梁丘、三阴交。

1 中脘

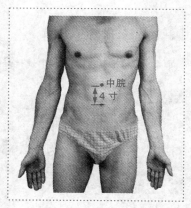

图 215　中脘

【定位】

在上腹部前正中线上,当脐中上4寸。图215

【操作】

用中指或掌根按压穴位1~2分钟,然后用掌按摩20~30次,最后用掌根推至脐下,反复10~20次。

2 梁丘

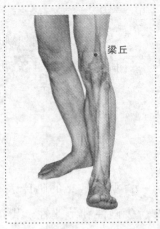

图216 梁丘

【定位】

屈膝,在大腿前面,当髂前上棘与髌底外侧端的连线上,髌底上3寸。图216

【简易取穴】

下肢用力蹬直时,髌骨外上缘上方可见一凹陷,此凹陷正中处为取穴部位。

【操作】

用拇指按压穴位2~3分钟,然后轻揉20~30次。

3 三阴交

【定位】

在小腿内侧,当足内踝尖上3寸,胫骨内侧缘后方。图217

【简易取穴】

以手4指并拢,小指下边缘紧靠内踝尖上,示指上缘所在水平线与胫骨后缘的交点,为取穴部位。图218

【操作】

用拇指按压穴位2~3分钟,然后轻揉20~30次。

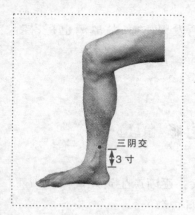

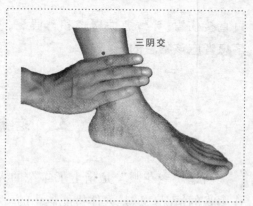

图 217 三阴交   图 218 三阴交简易取穴

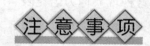

①刺激上述穴位后疼痛症状即可缓解。

②养成良好的饮食习惯,定时进食。大多数胃溃疡患者是能够做到这一点的,但有部分人因为工作或职业的关系而难以按时就餐,可随身准备一些苏打饼干或点心,按平时进食的时间吃一些即可。这样能保证胃酸分泌不致于过多,还能维持胃肠功能的节律性,从而避免这一因素诱发胃溃疡。

③不吃刺激性食物。溃疡发生后由于胃黏膜功能受到一定的影响,一些刺激性食物有可能加重病情或诱发溃疡病复发,因此应忌辛辣、咖啡、浓茶、汽水、酸性饮料、糯米食品、油炸食物等。

④勿暴饮暴食。请客、聚会时很容易造成暴饮暴食,严重影响胃的正常运转,运转失调可致胃溃疡或胃溃疡复发。

⑤戒烟酒。越来越多的资料显示,吸烟可导致胃溃疡复发。有报告表明胃溃疡吸烟者的复发率为75%,因此胃溃疡患者要戒烟。酗酒

可直接伤胃,导致急性胃炎和胃溃疡,诱发胃出血,故酗酒也是胃溃疡患者应该禁忌的。

五、老花眼

所谓"老花眼"是指上了年纪的人,逐渐产生近距离阅读或工作困难的情况。这是人体机能老化的一种现象。

老花眼医学上又称老视,多见于 40 岁以上人群,由于晶状体硬化,弹性减弱,睫状肌收缩能力降低而致调节减退,近点远移,故发生近距离视物困难。这种现象称为老花眼。

治疗老花眼的要穴:太阳、攒竹、光明、太冲。

1 太阳

❀【定位】

在颞部,当眉梢与目外眦之间,向后约 1 横指的凹陷处。图 219

❀【操作】

用拇指或中指按压穴位 1~2 分钟,然后顺时针轻揉 20~30 次。

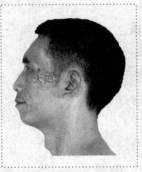

图 219　太阳

2 攒竹

【定位】

在面部，当眉头凹陷中，眶上切迹处。图 220

【简易取穴】

皱眉，可见眉头凹陷中，眶上切迹处。

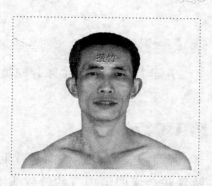

图 220 攒竹

【操作】

用中指按压穴位 1~2 分钟，然后轻揉 20~30 次，最后沿眼眶向外推 10 次。

3 光明

【定位】

在小腿外侧，当外踝尖上 5 寸，腓骨前缘。图 221

【操作】

用拇指按压穴位 2~3 分钟，然后再顺时针轻揉 20~30 次。

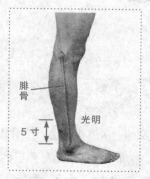

图 221 光明

1 太冲

【定位】

在足背侧，当第 1 跖骨间隙的后方凹陷处。图 222

【简易取穴】

由第 1、2 趾间缝纹向足背上推，至其两骨联合缘凹陷中（约缝纹头上 2 横指）处，为取穴部位。

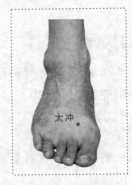

图 222　太冲

【操作】

用拇指按压穴位 2~3 分钟，然后顺时针按揉 20~30 次。

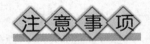

注 意 事 项

①刺激上述穴位对改善老花眼有一定的作用。

②多吃含有氨基酸、锌、硒等的食物。当然，饮食的调节都是很重要的，应该多吃蔬菜、水果、鱼、肉、鸡蛋等食物。更应该注意多吃胡萝卜、葡萄、柠檬、香蕉、苹果、杏、西红柿和鱼眼，忌食烟、酒和辛辣、油腻的食物。为了防止眼压的升高，应多吃富含维生素 E 和维生素 B_1 的食物，如蛋黄、植物油、黄豆、瘦猪肉等食物，少吃油腻食物。

③室内的灯光不应该太强，因为光线太强会刺激到视觉，而造成瞳孔持续收缩，容易疲劳；如果室内的光线太弱，瞳孔则会持续放大，也易疲劳。夏天太阳直射，紫外线较多易损伤视力，因此要防止太阳

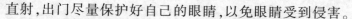

直射,出门尽量保护好自己的眼睛,以免眼睛受到侵害。

④预防措施:

● 经常眨眼。利用一开一闭的眨眼方式来振奋、维护眼肌,然后用双手轻揉眼部,这样能使眼肌经常得到锻炼,延缓衰老。

● 经常转动眼睛。眼睛经常向上、下、左、右等方向来回转动,可锻炼眼肌。

● 掌握正确阅读方法。读书时要舒适地坐着,全身肌肉放松,读物距离眼睛 30 厘米以上,身体不要过分前倾,否则会引发背部肌肉的劳损。不要在床上躺着看书,过度疲劳时不要强行读书。

● 从暗处到阳光下要闭目,不要让太阳光直接照射到眼睛。看电视、电影的时间不宜过久。

● 注意锻炼,合理膳食。要多做全身运动,增加全身血液循环。多食富含维生素、优质蛋白的食物,如瘦肉、鱼、牛奶等。常吃黑豆和黑芝麻可使视力减缓衰退。

● 按摩眼睛。两手食指弯曲,从内眼角横揉至外眼角,再从外眼角横揉至内眼角,用力适中;再用食指尖按太阳穴数次。每日早、晚各做一遍,不仅可推迟眼老花,还可防治白内障等慢性眼病的发生。

第六章 女性问题治疗要穴图解

一、手足冰凉

许多女性在秋冬季节会产生一种怕冷的感觉，尤其较瘦弱的女子更易发生这种情况。通常将其称为"冷虚证"。

女性这种病症还常伴有其他症状，比如眩晕、月经不调、腹泻、全身发硬、不灵活等。另外，还会出现面色发白、手足易凉、脚心易出冷汗、情绪极不稳定，并且对任何事情也不大感兴趣。但是，用现代医疗手段检查后，也许一切正常。

治疗手足冰凉的要穴：涌泉、照海、内关、气海、三阴交。

1 涌泉

【定位】

在足底部,卷足时足前部凹陷处,约当足底第 2、3 趾趾缝纹头端

与足跟连线的前 1/3 与后 2/3 交点上。图
223

【操作】

用拇指按压穴位 2~3 分钟，然后
用拇指搓 10~20 次，再用拇指按揉 20~
30 次。

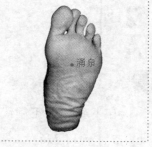

图 223 涌泉

2 照海

【定位】

在足内侧，内踝尖下方凹陷处。图
224

【操作】

用拇指按压穴位 2~3 分钟，然后轻
揉 20~30 次。

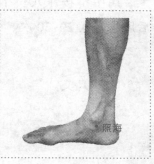

图 224 照海

3 内关

【定位】

在前臂掌侧，当曲泽与大陵连线
上，腕横纹上 2 寸，掌长肌腱与桡侧腕
屈肌腱之间。图 225

【操作】

用拇指按压穴位 2~3 分钟，然后轻
揉 20~30 次。

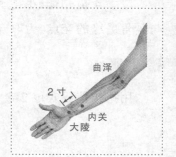

图 225 内关

4 气海

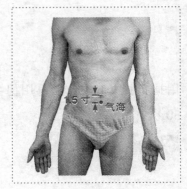

图 226 气海

【定位】

在下腹部前正中线上，当脐中下 1.5 寸。图 226

【操作】

用中指按压穴位 1~2 分钟，然后用掌轻揉 20~30 次。

5 三阴交

【定位】

在小腿内侧，当足内踝尖上 3 寸，胫骨内侧缘后方。图 227

【简易取穴】

以手 4 指并拢，小指下边缘紧靠内踝尖上，示指上缘所在水平线与胫骨后缘的交点，为取穴部位。图 228

【操作】

用拇指按压穴位 2~3 分钟，然后轻揉 20~30 次。

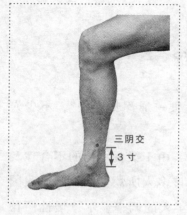

三阴交
3寸

图 227 三阴交

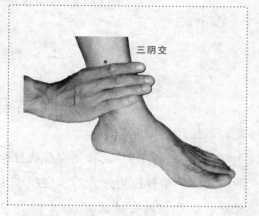

三阴交

图 228 三阴交简易取穴

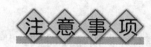

①刺激按摩穴位可以改善血液循环,减轻冷虚证的相关症状。

②未冷先穿,已热慢脱。确实观察天气已经充分热起来了,才慢慢一件件的减少衣物,不要因烦燥、潮热、紧张,或是工作一热,就快速脱掉衣物。切实采取各种保暖措施。

③不饿过头、不忍饥挨饿。如有血糖不足现象者,有条件者应经常食用能增加血糖的食物与药物,如糖、人参等。

④平时应保持肢体有实际有效的运动。

⑤日常饮食应多留意。多食用蛋、肝、脑,各种干果、海产、糙米、黄豆,冬季要适当食用辛辣食物。

⑥不酗酒,亦不偏食,不过度减肥,适当的储存一些脂肪是必要的。

二、便秘

俗话说："大便勿通心事重重，大便一通浑身轻松"，不少人常为习惯性便秘而苦恼。

便秘十分常见，尤其是在现代社会，由于饮食结构的不合理及活动减少、精神压力过大等，便秘成为许多人所烦恼的症状。我国北京、天津和西安地区对 60 岁以上老年人的调查显示，慢性便秘患者高达 15%~20%。而北京地区对 18~70 岁成年人进行的一项随机、分层、分级调查表明，慢性便秘的发病率为 6.07%，女性是男性的 4 倍以上。

便秘是指大便秘结不通，以排便时间或排便间隔时间延长为临床特征的一种病症。主要表现是大便次数减少、间隔时间延长，或次数及间隔时间正常，但是粪质干燥，排出困难；可伴见腹胀、腹痛、食欲减退、嗳气、反胃等症。常可在左下腹部扪及粪块或痉挛的肠型。便秘多见于各种急慢性病中，是其中的一个常见症状。

治疗便秘的要穴：支沟、天枢、合谷、足三里。

1 支沟

【定位】

在前臂背侧，当阳池与肘尖的连线上，腕背横纹上 3 寸，尺骨与桡骨之间。图 229

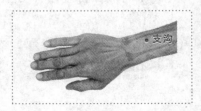

图 229 支沟

【操作】

用拇指按压穴位 2~3 分钟,然后顺时针轻揉 20~30 次。

2　天枢

【定位】

在腹中部,距脐中 2 寸。图 230

【操作】

用中指按压穴位 2~3 分钟,然后按揉 20~30 次, 再用掌根推揉至耻骨,反复 20 次。

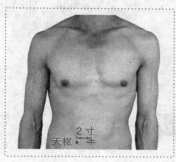

图 230　天枢

3　合谷

【定位】

在手背,第 1、2 掌骨间,当第 2 掌骨桡侧的中点处。图 231

【简易取穴】

以一手的拇指掌面指关节横纹, 放在另一手的拇、示指指蹼缘上,屈指当拇指尖尽处为取穴部位。图 232

【操作】

用拇指按压穴位 2 分钟,然后轻揉 20~30 次。

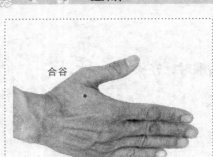

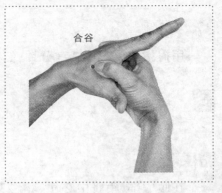

图 231　合谷　　　　　　图 232　合谷简易取穴

4　足三里

【定位】

屈膝,当犊鼻下 3 寸,距胫骨前缘 1
横指(中指)。图 233

【操作】

用拇指按压穴位 2~3 分钟,然后轻揉
20~30 次。

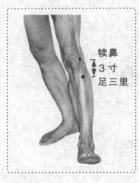

图 233　足三里

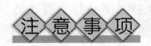

注意事项

①按摩刺激上述穴位,对治疗便秘见效快。

②主食不要过于精细,要适当吃些粗粮。饮食中必须有适量的纤
维素,如:五谷类、全麦面包等,这些纤维质食物可使坚硬的粪便软

化,易于排出。

③每天要吃一定量的蔬菜与水果。早晚空腹吃苹果 1 个,或每餐前吃香蕉 1~3 个,对缓解便秘有较好的效果。

④晨起空腹饮一杯淡盐水或蜂蜜水,配合腹部按摩或转腰活动,让水在肠胃振动,加强通便作用。全天都应多饮凉开水以助润肠通便。

⑤进行适当的体力活动,加强体育锻炼。比如仰卧屈腿、深蹲起立、骑自行车等都能加强腹部的运动;孕妇应该积极的散步,做些轻度的家务来活动身体,促进胃肠蠕动,有助于促进排便。

⑥每晚睡前按摩腹部,纠正不规律排便时间的坏习惯,养成定时排便的习惯。

⑦保持心情舒畅,生活要有规律。

三、痛经

痛经是指经期前后或行经期间, 下腹部出现痉挛性疼痛, 并有全身不适, 严重影响日常生活。

缓解痛经症状的要穴：三阴交、血海、关元、照海。

1 三阴交

【定位】

在小腿内侧,当足内踝尖上 3 寸,胫骨内侧缘后方。图 234

【简易取穴】

以手 4 指并拢,小指下边缘紧靠内踝尖上,示指上缘所在水平线与胫骨后缘的交点,为取穴部位。图 235

【操作】

用拇指按压穴位 2~3 分钟,然后轻揉 20~30 次。

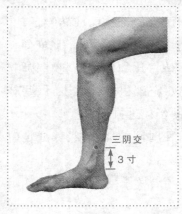

图 234　三阴交

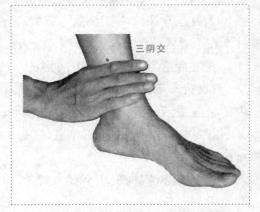

图 235　三阴交简易取穴

2　血海

【定位】

屈膝,在大腿内侧,髌底内侧端上 2 寸,当股四头肌内侧头的隆起处。图 236

【简易取穴】

坐位,屈膝成 90°,施术者立于受术者对面,用左手掌心对准右髌骨中央,手掌伏在其膝盖上,拇指尖所指处为取穴部位。

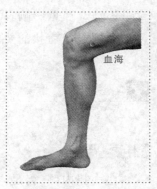

图 236　血海

【操作】

用拇指按压穴位 2~3 分钟,然后轻揉 20~30 次。

3 关元

【定位】

在下腹部,前正中线上,当脐中下 3 寸。图 237

【操作】

用中指按压穴位 1~2 分钟,然后轻揉 20~30 次。

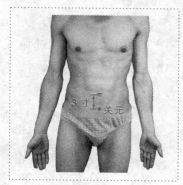

图 237 关元

4 照海

【定位】

在足内侧,内踝尖下方凹陷处。图 238

【操作】

用拇指按压穴位 2~3 分钟,然后轻揉 20~30 次。

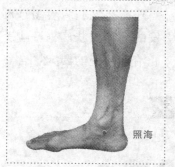

图 238 照海

注意事项

①刺激上述穴位对改善痛经有立竿见影的效果。

②补充矿物质,如钙、钾及镁等,可帮助纾解经痛。

③避免食用含有咖啡因的食物,因此咖啡、茶、可乐、巧克力等饮料和食物最好少吃。

④禁酒,特别是容易出现水肿的女性。

⑤保持温暖可加速血液循环,同时松弛肌肉。可在腹部放置热敷垫或热水瓶,一次数分钟。

⑥从事走路或其他适度运动,可减少经期疼痛。

⑦练习瑜伽操,如弯膝跪下坐在脚跟上,前额触地,双臂伸直,保持这个姿势直至酸痛为止。

四、痤疮

痤疮,又叫青春痘或粉刺,是由于毛囊及皮脂腺阻塞、发炎所引发的一种皮肤病,影响美容。

治疗痤疮的要穴:合谷、曲池、三阴交、足三里。

1 合谷

【定位】

在手背,第1、2掌骨间,当第2掌骨桡侧的中点处。图239

【简易取穴】

以一手的拇指掌面指关节横纹,放在另一手的拇、示指指蹼缘上,屈指当拇指尖尽处为取穴部位。图240

【操作】

用拇指按压穴位2分钟,然后轻揉20~30次。

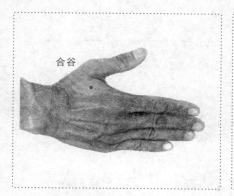

图 239　合谷

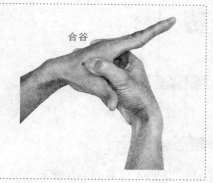

图 240　合谷简易取穴

2　曲池

【定位】

在肘横纹外侧端,屈肘时当尺泽与肱骨外上髁连线中点。图 241

【简易取穴】

仰掌屈肘成 45°,肘关节桡侧,肘横纹头为取穴部位。

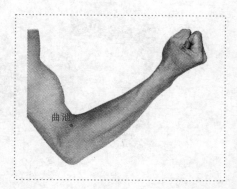

图 241　曲池

【操作】

用拇指由轻到重按压 2 分钟,然后按揉 20~30 次。

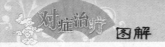

3 三阴交

【定位】

在小腿内侧,当足内踝尖上 3 寸,胫骨内侧缘后方。图 242

【简易取穴】

以手 4 指并拢,小指下边缘紧靠内踝尖上,示指上缘所在水平线与胫骨后缘的交点,为取穴部位。图 243

【操作】

用拇指按压穴位 2~3 分钟,然后轻揉 20~30 次。

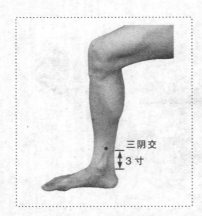

图 242 三阴交

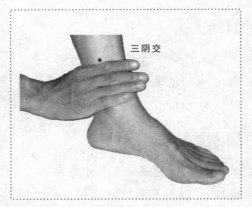

图 243 三阴交简易取穴

4　足三里

■【定位】

屈膝,当犊鼻下 3 寸,距胫骨前缘
1 横指(中指)。图 244

■【操作】

用拇指按压穴位 2~3 分钟，然后
轻揉 20~30 次。

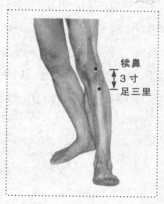

图 244　足三里

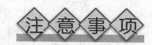

①按摩上述穴位对治疗痤疮有一定效果。

②注意面部清洁:常用温水洗脸,因为冷水不易去除油脂,热水
促进皮脂分泌;不用刺激性肥皂,硫磺香皂对痤疮有一定好处;不要
用雪花膏和其它油脂类的化妆品。

③合理的饮食:多吃蔬菜和水果,少吃脂肪、糖类和辛辣刺激性
食物,保持大便通畅。

④不要用手去挤压粉刺,以免引起化脓发炎,脓疮破溃吸收后形
成疤痕和色素沉着,也会影响美观。

⑤劳逸结合,保持精神愉快,对痤疮的治疗十分有益。长了痤疮
心理不要产生负担,以免引起神经内分泌紊乱,使痤疮加重。如觉得
并不碍事,也不一定要用药,可等其自然消退,消退后一般不会留下
任何痕迹。若一味胡抠乱涂,倒有可能在脸上留下令人不悦的坑坑洼

注。但痤疮较重者,应到医院皮肤科诊治,不要盲目用药。

⑥吃海带防痤疮。据医学科研人员发现,吃海带较多的青少年人群中,患有痤疮的人很少,究其原因,乃与海带中含有较高的锌元素有关。锌是人体必不可少的微量元素,它不仅能增强机体的免疫功能,而且还可参与皮肤的正常代谢,使上皮细胞正常分化,减轻毛囊皮脂腺导管口的角化,有利于皮脂腺分泌物排出。

五、苗条小腿

一双漂亮而均匀的美腿,是每个女性都希望拥有的。可采用穴位按摩的方法促进小腿线条更加优美。

促进小腿苗条的要穴:委中、昆仑、太溪、涌泉。

1 委中

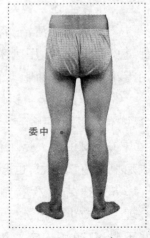

图 245　委中

【定位】

在腘横纹中点,当股二头肌腱与半腱肌肌腱的中间。图 245

【操作】

用中指按揉 20~30 次,然后拨 20~30 次,再按揉 20~30 次。

2 昆仑

【定位】

在足部外踝后方，当外踝尖与跟腱之间凹陷处。图246

【简易取穴】

当外踝尖与跟腱连线的中点取穴。

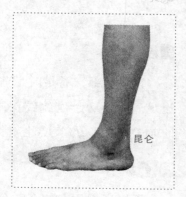

图 246 昆仑

【操作】

用拇指按压穴位 2~3 分钟，然后再顺时针轻揉 20~30 次。

3 太溪

【定位】

在足内侧内踝后方，当内踝尖与跟腱之间的凹陷处。图247

【简易取穴】

由足内踝尖推至凹陷处（大约当内踝尖与跟腱间之中点）为取穴部位。

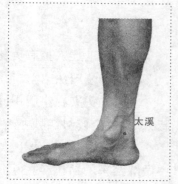

图 247 太溪

【操作】

用拇指按压穴位 2~3 分钟，然后用拇指搓 20~30 次，再用拇指顺时针轻揉 20~30 次。

4 涌泉

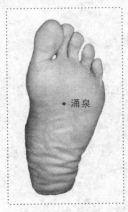

【定位】

在足底部，卷足时足前部凹陷处，约当足底第 2、3 趾趾缝纹头端与足跟连线的前 1/3 与后 2/3 交点上。图 248

【操作】

用拇指按压穴位 2~3 分钟,然后用拇指搓 10~20 次,再用拇指按揉 20~30 次。

图 248　涌泉

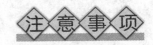
注 意 事 项

①刺激上述穴位有美化小腿的作用。

②运动瘦腿法:

● 将枕头夹在小腿中间,坐在床边,大、小腿成 90°。缓缓抬起小腿,保持这个姿势 3 秒左右,然后放下,重复动作 10 至 15 次。

● 平躺在床上,两手撑住腰部后方,将双腿往上抬,两只脚在空中做踩踏车的动作,约 30 分钟即可休息。

● 仰卧,直视天花板,膝盖不要弯曲,两腿并紧向胸部贴近,然后抬起,再贴近,重复此动作 15 次。这样坚持做下去,腿部的赘肉就会不知不觉地消失。

③饮食瘦腿:

维生素 E 帮助去除水肿:血液循环不好, 就很容易导致腿部浮肿,含维生素 E 的食物,可帮助加速血液循环、预防腿部肌肉松弛等。含丰富维生素 E 的食物包括杏仁、花生、小麦胚芽等。

维生素 B 群加速新陈代谢:维生素 B_1 可以将糖分转化为能量,而维生素 B_2 则可以加速脂肪的新陈代谢。富含维生素 B 的食物,如冬菇、芝麻、豆腐、花生、菠菜等。

少吃盐去水肿:经常吃多盐的食物,容易令体内积存过多水分,形成水肿,积聚在小腿上。饮食除了要减少盐的吸收外,也可多吃含钾的食物,因钾有助排出体内多余盐分,含钾的食物包括番茄、香蕉、土豆、芹菜等。

六、电眼美女

"眼睛是心灵的窗口",眼睛可以显现一个人的喜、怒、哀、乐,传达真实的情感。一双明亮美丽的眼睛,会使女性显得富有生气、充满魅力;若是疲倦则会显得双眼无神、呆滞。

美眼要穴:睛明、攒竹、丝竹空、太阳。

1 睛明

【定位】

在面部,目内眦角稍上方凹陷处。图 249

【操作】

两手中指轻轻按压穴位 1~2 分钟,然后轻揉 20~30 次,力度宜轻。

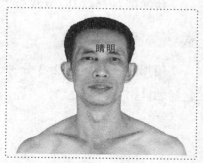

图 249　睛明

2 攒竹

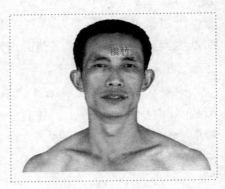

图 250 攒竹

◆【定位】

在面部,当眉头凹陷中,眶上切迹处。图 250

◆【简易取穴】

皱眉,可见眉头凹陷中,眶上切迹处。

◆【操作】

用中指按压穴位 1~2 分钟,然后轻揉 20~30 次,最后沿眼眶向外推 10 次。

3 丝竹空

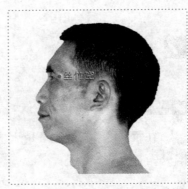

图 251 丝竹空

◆【定位】

在面部,当眉梢凹陷处。图 251

◆【操作】

用拇指按压穴位 2~3 分钟,然后轻揉 20~30 次。

4 太阳

【定位】

在颞部，当眉梢与目外眦之间，向后约 1 横指的凹陷处。图 252

【操作】

用拇指或中指按压穴位 1~2 分钟，然后顺时针轻揉 20~30 次。

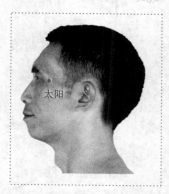

图 252 太阳

注 意 事 项

①刺激上述穴位有较好的美眼作用，使双眼更具魅力。

②饮食补充。

维生素 A：维生素 A 是预防眼干、视力衰退、夜盲症的良方，以胡萝卜、黄绿色蔬菜及红枣含量最多。

维生素 B：维生素 B 是视觉神经的营养来源之一，维生素 B_1 不足，眼睛容易疲劳；维生素 B_2 不足，容易引起角膜炎。补充 B 族维生素可以多吃些芝麻、大豆、鲜奶、小麦胚芽等食物。

枸杞子：枸杞子具有清肝明目的作用，因为它含有丰富的胡萝卜素，维生素 A、B_1、B_2、C 及钙、铁等，是健康眼睛的必需营养。以下列出枸杞子的三种食疗配方：

● 枸杞子+米：煮成粥后，加入一点糖，能够治疗视力模糊及流泪的现象。

● 枸杞子+菊花：用热水冲泡饮用，能使眼睛轻松、明亮。

● 枸杞子+猪肝：煲汤具有清热、消除眼涩、消除因熬夜出现的黑眼圈。

③注意休息，劳逸结合。

七、更年期综合征 ■■■■┃┃┃

更年期是女性卵巢功能从旺盛状态逐渐衰退到完全消失的一个过渡时期，包括绝经和绝经前后的一段时间。由于妇女卵巢功能的衰退、激素分泌水平下降，可引起身体和心理的一系列变化，如潮热、汗出、烦燥易怒、失眠心悸、腰膝酸软、面目浮肿、头晕目眩，或伴有月经紊乱等与绝经有关的症状。

缓解更年期综合征症状的要穴：三阴交、涌泉、内关、神门、太冲、听宫。

⎰ 三阴交

【定位】

在小腿内侧，当足内踝尖上3寸，胫骨内侧缘后方。图253

【简易取穴】

以手4指并拢，小指下边缘紧靠内踝尖上，示指上缘所在水平线与胫骨后缘的交点，为取穴部位。图254

【操作】

用拇指按压穴位2~3分钟，然后轻揉20~30次。

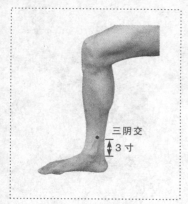

图 253 三阴交

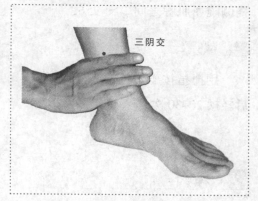

图 254 三阴交简易取穴

2 涌泉

【定位】

在足底部,卷足时足前部凹陷处,约当足底第 2、3 趾趾缝纹头端与足跟连线的前 1/3 与后 2/3 交点上。图 255

【操作】

用拇指按压穴位 2~3 分钟,然后用拇指搓 10~20 次,再用拇指按揉 20~30 次。

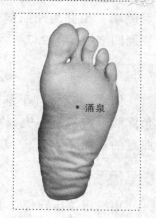

图 255 涌泉

3 内关

【定位】

在前臂掌侧,当曲泽与大陵连线上,腕横纹上 2 寸,掌长肌腱与

桡侧腕屈肌腱之间。图256

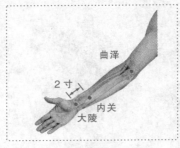

图 256　内关

【操作】

用拇指按压穴位 2~3 分钟,然后轻揉 20~30 次。

4　神门

【定位】

在腕部,腕掌侧横纹尺侧端,尺侧腕屈肌腱的桡侧凹陷中。图257

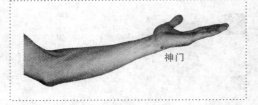

图 257　神门

【简易取穴】

仰掌,豌豆骨(手掌小鱼际肌近腕部有一突起圆骨)的桡侧,掌后第一横纹上,尺侧腕屈肌肌腱的桡侧缘。

【操作】

用拇指按压穴位 2~3 分钟,然后轻揉 20~30 次。

5　太冲

【定位】

在足背侧,当第 1 跖骨间隙的后方凹陷处。图258

【简易取穴】

由第 1、2 趾间缝纹向足背上推,至其两骨联合缘凹陷中(约缝纹头上 2 横指)处,为取穴部位。

【操作】

用拇指按压穴位 2~3 分钟,然后顺时针按揉 20~30 次。

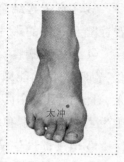

图 258 太冲

6 听宫

【定位】

在面部,耳屏前,下颌骨髁状突的后方,张口时呈凹陷处。图 259

【操作】

两手中指分别按压两个听宫穴 2~3 分钟,然后向上轻揉 20~30 次。

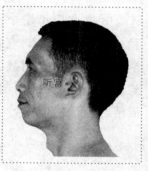

图 259 听宫

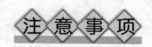

注 意 事 项

①刺激上述穴位对改善更年期综合征的症状有较好的效果。

②了解更年期知识。更年期是自然的生理过程,了解必要的知识,正确认识更年期出现的症状。调整好自己的心态,保持乐观情绪,消除不应有的恐惧和焦虑。

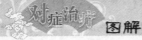

③注意劳逸结合。工作、生活应有规律,睡前不饮酒,不喝茶,不看惊险和悲惨的影片,以保持良好的睡眠。

④合理的膳食。由于更年期妇女生理和代谢等方面发生一定变化,胃肠吸收功能减退,应限制糖、热量、动物脂肪、胆固醇和盐的摄入,补充优质蛋白(奶类、鱼类、豆类、瘦肉、香菇、海产品、黑木耳等)、维生素、微量元素和纤维素,以维持人体的正常代谢。

⑤适度的性生活。合理适度地安排性生活,有益于身心健康。

⑥防治月经失调。对更年期后的出血,千万不可疏忽大意,一旦有异常现象要及时诊治。

⑦定期做妇科检查。更年期后妇女肿瘤的发生率增高,所以应定期做妇科检查,以达到早期防治肿瘤的目的。

⑧讲究更年期个人卫生。口腔卫生:进入更年期,牙齿开始松动,咀嚼功能下降,应养成好的口腔卫生习惯;皮肤卫生:由于更年期皮肤的保护作用减弱,要常洗澡、勤换内衣,不要用肥皂洗澡,以防体脂过多洗去,引起感染;外阴卫生:应每天冲洗外阴部,以保持清洁与舒适。

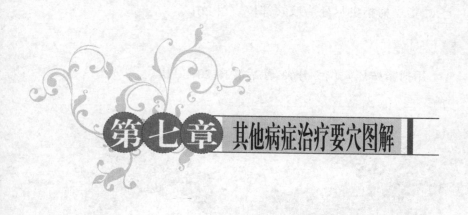

第七章 其他病症治疗要穴图解

一、晕车、晕机

晕动病，是晕车、晕船、晕机等的总称。它是指乘坐交通工具时，人体内耳前庭平衡感受器受到过度运动刺激，前庭器官产生过量生物电，影响神经中枢而出现的出冷汗、恶心、呕吐、头晕等症状群。

缓解晕车、晕机的要穴：合谷、内关、中渚、太冲。

1 合谷

【定位】

在手背，第1、2掌骨间，当第2掌骨桡侧的中点处。图260

【简易取穴】

以一手的拇指掌面指关节横纹，放在另一手的拇、示指指蹼缘

上,屈指当拇指尖尽处为取穴部位。图 261

【操作】

用拇指按压穴位 2 分钟,然后轻揉 20~30 次。

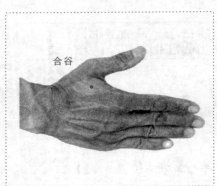

图 260　合谷　　　　　图 261　合谷简易取穴

2　内关

【定位】

在前臂掌侧,当曲泽与大陵连线上,腕横纹上 2 寸,掌长肌腱与桡侧腕屈肌腱之间。图 262

【操作】

用拇指按压穴位 2~3 分钟,然后轻揉 20~30 次。

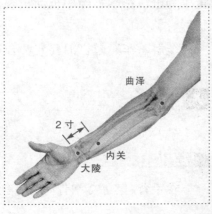

图 262　内关

3 中渚

【定位】

在手背部,当环指本节(掌指关节)的后方,第4、5掌骨间凹陷处。图263

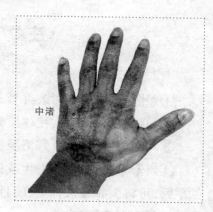

图263 中渚

【操作】

用拇指按压穴位2~3分钟,然后轻揉20~30次。

4 太冲

【定位】

在足背侧,当第1跖骨间隙的后方凹陷处。图264

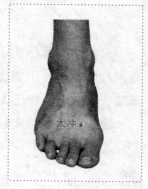

图264 太冲

【简易取穴】

由第1、2趾间缝纹向足背上推,至其两骨联合缘凹陷中(约缝纹头上2横指)处,为取穴部位。

【操作】

用拇指按压穴位2~3分钟,然后顺时针按揉20~30次。

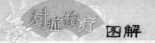

对症施疗 图解

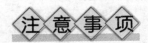

注意事项

①刺激上述穴位,对改善晕车、晕机症状立即见效。

②加强身体的锻炼,使体质健壮。

③睡眠要充足,饮食宜清淡易消化,不要过饥或过饱,不喝酒。

④当晕车、晕船一旦发生或即将发生,最好能平卧休息。如无条件平卧,可将头靠在椅背上,闭目休息,最好能换坐在近窗的位置上,空气清新有利于缓解症状。

二、全身疲劳

人在进行重体力劳动、大运动量锻炼时,由于活动时间过长,肌肉过度紧张,生物能源消耗过多,使机体产生疲劳感,全身或局部酸、软、痛、疲乏无力。

缓解全身疲劳症状的要穴:承山、劳宫、三阴交、涌泉。

1 承山

【定位】

在小腿后面正中,委中与昆仑之间,当伸直小腿或足跟上提时腓肠肌肌腹下出现尖角凹陷处。图265

❀【简易取穴】

　　腘横纹中点至外踝尖平齐连线的中点为取穴部位。

❀【操作】

　　用拇指按压穴位 2~3 分钟,然后提拿 10~20 次,再轻揉 20~30 次。

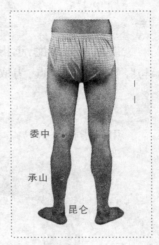

图 265　承山

2　劳宫

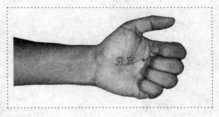

图 266　劳宫

❀【定位】

　　在手掌心，当第 2、3 掌骨之间,偏于第 3 掌骨,握拳屈指时中指尖处。图 266

❀【操作】

　　用拇指按压穴位 2~3 分钟,然后按揉 20~30 次。

3　三阴交

❀【定位】

　　在小腿内侧,当足内踝尖上 3 寸,胫骨内侧缘后方。图 267

【简易取穴】

以手4指并拢,小指下边缘紧靠内踝尖上,示指上缘所在水平线与胫骨后缘的交点,为取穴部位。图268

【操作】

用拇指按压穴位2~3分钟,然后轻揉20~30次。

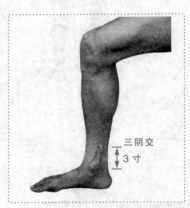
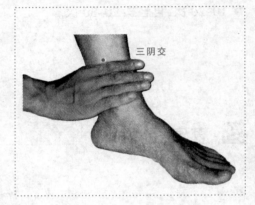

图267 三阴交　　图268 三阴交简易取穴

4　涌泉

【定位】

在足底部,卷足时足前部凹陷处,约当足底第2、3趾趾缝纹头端与足跟连线的前1/3与后2/3交点上。图269

【操作】

用拇指按压穴位2~3分钟,然后用拇指搓10~20次,再用拇指按揉20~30次。

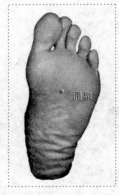

图269 涌泉

188

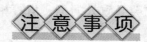

①刺激上述穴位可以快速消除疲劳感。

②劳逸结合,生活要有规律。

③饮食上要注意以下事项:

首先,每天喝足够的水或凉茶水,这会帮助人体更好地吸收营养。尤其是在疲劳的时候,凉茶水是最好的选择。如果非喝热茶或咖啡,最多也不要超过 3 杯,而且在中午 12 点以前饮用较好。这样咖啡因就不会阻碍人体对铁、钙等矿物质的吸收。

每天食用足够的全麦食品和蛋白质也很重要,缺乏其中任意一样都可能引起身体疲劳。鱼、鸡肉、鸡蛋等是蛋白质的重要来源。全麦食品(可在办公室准备一包全麦饼干)含有大量矿物质和维生素,如镁和 B 族维生素,能让人精力充沛。

④睡眠不好也是令人疲惫的原因之一,应保证充分有效的睡眠。另外,可尽早吃晚饭,例如在下午六点半左右,让肠道有更多的时间消化。

三、眼睛疲劳

眼疲劳是一种眼科常见病,它所引起的眼干、眼涩、眼酸胀,视物模糊甚至视力下降直接影响着人的工作与生活。眼疲劳主要是由于我们平时全神贯注看书报、电脑屏幕等时,眼睛眨眼次数减少，造成眼泪分泌相应减少，同时，看电脑屏幕时，闪烁荧屏强烈刺激眼睛而引起的。它会导致人的颈、肩等相应部位出现疼痛，还会引发和加重各种眼病。

缓解眼睛疲劳的要穴：合谷、太阳、睛明、攒竹、太冲。

1 合谷

【定位】

在手背，第 1、2 掌骨间，当第 2 掌骨桡侧的中点处。图 270

【简易取穴】

以一手的拇指掌面指关节横纹，放在另一手的拇、示指指蹼缘上，屈指当拇指尖尽处为取穴部位。图 271

【操作】

用拇指按压穴位 2 分钟，然后轻揉 20~30 次。

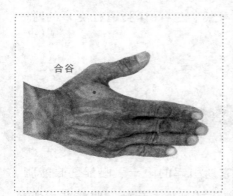

图 270　合谷

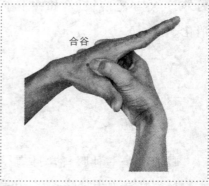

图 271　合谷简易取穴

2 太阳

【定位】

在颞部，当眉梢与目外眦之间，向后约 1 横指的凹陷处。图 272

【操作】

用拇指或中指按压穴位 1~2 分钟，然后顺时针轻揉 20~30 次。

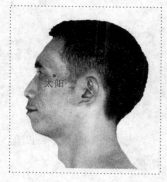

图 272 太阳

3 晴明

【定位】

在面部，目内眦角稍上方凹陷处。图 273

【操作】

两手中指轻轻按压穴位 1~2 分钟，然后轻揉 20~30 次，力度宜轻。

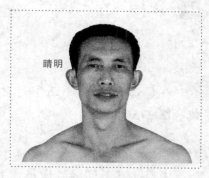

图 273 晴明

4 攒竹

【定位】

在面部,当眉头凹陷中,眶上切迹处。图 274

【简易取穴】

皱眉,可见眉头凹陷中,眶上切迹处。

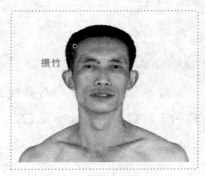

图 274 攒竹

【操作】

用中指按压穴位 1~2 分钟,然后轻揉 20~30 次,最后沿眼眶向外推 10 次。

5 太冲

【定位】

在足背侧,当第 1 跖骨间隙的后方凹陷处。图 275

【简易取穴】

由第 1、2 趾间缝纹向足背上推,至其两骨联合缘凹陷中(约缝纹头上 2 横指)处,为取穴部位。

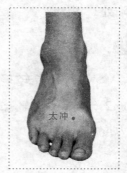

图 275 太冲

【操作】

用拇指按压穴位 2~3 分钟,然后顺时针按揉 20~30 次。

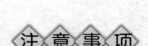

①刺激上述穴位,立刻减轻眼睛疲劳症状。

②经常以热水、热毛巾或蒸气等熏浴双眼,促进眼部的血液循环。

③注意眼睛"保湿"。在空调房里对着电脑每工作 1 小时就要休息 5~10 分钟;还要经常眨眼,以减少眼球暴露于空气中的时间,避免泪液蒸发,切忌"目不转睛"对着电脑屏幕(也不要长时间保持固定操作姿势)。也可用沙参、麦冬、菊花、生地、草决明各等量混合,每次取 10 克,沸水冲泡代茶饮,能减轻眼睛干燥。

④休息时,要活动颈部和肩部肌肉,因为颈部肌肉僵直也会影响视力。平时注意用眼细节,就会免去很多的眼睛苦恼。

附：临床要穴歌诀

足三里穴歌诀

三里膝眼下，三寸两筋间，
能除胸胁痛，腹胀胃中寒，
肠鸣并泄泻，眼肿膝胫酸，
伤寒羸瘦损，气蛊证诸般，
年过三旬后，针灸眼光全。

内庭穴歌诀

内庭次趾外，本属足阳明，
能治四肢厥，喜静恶闻声，
瘾疹咽喉痛，数欠及牙疼，
疟疾不思食，耳鸣针便清。

曲池穴歌诀

曲池拱手取，屈肘骨边求，
善治肘中痛，偏风手不收，
挽弓开不得，臂瘓怯梳头，
喉痹促欲死，发热更无休，
遍身风癣癫，针着即时瘳。

合谷穴歌诀

合谷在虎口，两指歧骨间，
头疼并面肿，疟病热还寒，
体热身汗出，目暗视茫然，
齿龋鼻出血，口噤不通言，
针入深三分，能令人病安。

委中穴歌诀

委中曲瞅里，横纹脉中央，
腰痛不能举，酸沉引脊梁，
风痛及转筋，疼痛难移向，
风痹痛无比，热病久在床，
足膝难伸屈，针入即安康。

承山穴歌诀

承山名鱼腹，腨肠分肉间，
善治腰疼痛，痔疾大便难，
脚气并膝肿，两足尽寒酸，
展转成时疫，战栗疟热寒，
霍乱及转筋，刺之立便安。

太冲穴歌诀

太冲足大趾，节后二寸中，
动脉知生死，能医惊痫风，
咽喉并心腋，两足不能动，
七疝偏坠肿，眼目似云朦，
亦能疗腰痛，针下有神功。

昆仑穴歌诀

昆仑足外踝，跟骨上边寻，
转筋腰尻痛，膊重更连阴，
头疼脊背急，暴喘满冲心，
举步行不得，动足即呻吟，
若欲求安乐，须将此穴针。

环跳穴歌诀

环跳在髀枢，侧卧屈足取。

能针偏废躯，折腰返顾难，

冷风并湿痹，身体似绳牵，

腿胯连酸痛，屈转重嘘叹，

若人能针灸，顷刻病消痊。

阳陵泉穴诀

阳陵居膝下，外廉一寸中，

膝肿并麻木，冷痹及偏风，

起坐腰背重，面肿满胸中，

举足不能起，坐卧似衰翁，

针入六分止，神功妙不同。

通里穴歌诀

通里腕侧后，去腕一寸中，

欲言声不出，懊侬及怔忡，

实则四肢重，头腮面颊红，

声平仍数欠，喉痹气难通，

虚则不能食，暴喑面无容，

毫针微微刺，方信有神功。

列缺穴歌诀

列缺腕侧上，次指手交叉，

善疗偏头患，遍身风痹麻，

痰涎频上壅，口噤不开牙，

若能明补泻，应手即能瘥。

四总穴歌诀

肚腹三里留，腰背委中求，

头项寻列缺，面口合谷收。

回阳九针歌诀

哑门劳宫三阴交，涌泉太溪中脘接，

环跳三里合谷并，此是回阳九针穴。

索 引

下巨虚	Y	迎香	Z	中极
侠溪	哑门	阴陵泉	章门	中脘
郄门	养老	阴郄	照海	中渚
悬钟	阳陵泉	殷门	支沟	足三里
血海	阳溪	印堂	支正	
膝阳关	液门	涌泉	至阳	
	翳风	鱼际	至阴	

192